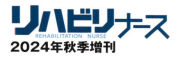

2024年秋季増刊

ゴールから逆算

回復期リハ 看護師が
退院支援で 知ること・すること

25

編著
井野辺病院　看護部長
古椎 久美

はじめに

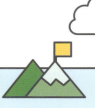

　2000年に創設された回復期リハビリテーション病棟（以下、回復期リハ病棟）は、生活を再構築し、地域生活につなぐ場としての役割があります。

　しかし、2024年度診療報酬改定は、回復期リハ病棟にとって「体制強化加算の廃止」「リハビリテーション総合計画評価料の廃止」「運動期リハビリ料の上限引き下げ」など、非常に厳しい内容でした。医療機関によっては大きな減収の可能性がありますが、引き続き回復期としての質を求められることに、変わりはありません。

　加えて、厚生労働省によると、回復期リハ病棟入院料1・2を届け出ている病院での重症度割合の平均値は40～50％と、入院患者さんが重症化しています。在宅医療においても、独居高齢者や老々介護の老夫婦世帯の増加など、退院支援がむずかしくなっています。今回、2013年秋季増刊「リハビリ病棟の退院支援」から10年経過し、これまで述べた問題も含め、2025年問題など、退院支援のありかたが以前にくらべむずかしい状況となっています。しかしながら、回復期リハ病棟は、疾病と障害をもった人がふたたび輝いた生活に戻ることを支援し、高齢になっても、障害や疾病があっても、住み慣れた場所で自分らしい生活を続けられ、そして、在宅で継続できるサービスの導入や社会参加を促進する手段なども考慮し、その人の可能性を地域につなぐことには変わりありません。

　また、回復期リハ病棟の使命は、①患者さん本人が「今後の生活をどうしていきたいか、どうありたいか」の意思決定支援、②医療倫理の発信～人生会議（アドバンス・ケア・プランニング；ACP）、③どんなに重症であっても期間と回復の程度を見極める、④入院に際してはリスク管理を前提にできるかぎりのことをしっかり行う、⑤在宅に帰ってから患者さんの安全、安心が守られ、その人らしく自立した生活を継続できる──ことです。だからこそ、これまで以上に多くの専門職によるチーム医療を展開し生活の視点をもつ回復期リハ病棟において、看護師の役割が重要となります。看護師は、24時間患者さんに寄り添い、患者さんの思いに沿って支えていくという重要な役割を担っているからこそ、退院に向けての看護師の役割（調整役）は大きいといえます。

　あわせて、患者さんの身体的側面だけでなく、心理的、社会的、経済的な側面も考慮した、より総合的なリハケアの提供をチームで行うことが必要です。

　回復期リハ病棟で勤務している看護師のみなさんや多職種の方々が、日々の退院支援で困ったとき、本増刊が解決を導くためのヒントとなれば幸いです。

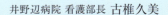

井野辺病院 看護部長　古椎久美

ゴールから逆算
回復期リハ 看護師が退院支援で知ること・すること 25 contents

編著 井野辺病院 看護部長 古椎 久美

はじめに ・・・・・・・・・・・・・・・・・・・・・・・・・・・・・ 3
プランナー・著者一覧 ・・・・・・・・・・・・・・・・・・・・・・・ 6

 総論

1	回復期リハ病棟の退院支援の特徴 ・・・・・・・・・・・・・・・・・	10
2	入院から退院までのスケジュール ・・・・・・・・・・・・・・・・・	13
3	入院時カンファレンスでのゴール設定 ・・・・・・・・・・・・・・・	19
4	退院支援のプロセス ・・・・・・・・・・・・・・・・・・・・・・・	23
5	患者・家族に必要となる支援 ・・・・・・・・・・・・・・・・・・・	31
6	退院支援における多職種の役割で知ること：看護師 ・・・・・・・・・	36
7	退院支援における多職種の役割で知ること：医師 ・・・・・・・・・・	39
8	退院支援における多職種の役割で知ること：理学療法士／作業療法士／言語聴覚士	41
9	退院支援における多職種の役割で知ること：医療ソーシャルワーカー ・・	49
10	退院支援における多職種の役割で知ること：薬剤師 ・・・・・・・・・	52
11	退院支援における多職種の役割で知ること：歯科衛生士 ・・・・・・・	55
12	退院支援における多職種の役割で知ること：管理栄養士 ・・・・・・・	59
13	退院支援における多職種の役割で知ること：音楽療法士 ・・・・・・・	61

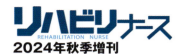

B章　ADLごと！入院時期別のすること

1. 食事・・・・・・・・・・・・・・・・・・・・・・・66
2. 排泄・・・・・・・・・・・・・・・・・・・・・・・87
3. 移乗・移動・・・・・・・・・・・・・・・・・・・101
4. 整容・更衣・入浴・・・・・・・・・・・・・・・・117
5. 認知機能・・・・・・・・・・・・・・・・・・・・127
6. 服薬管理・・・・・・・・・・・・・・・・・・・・134

C章　自宅退院のための環境づくりですること

1. 自宅情報の調査と活用・・・・・・・・・・・・・・148
2. 自宅の環境調整・・・・・・・・・・・・・・・・・153
3. 在宅生活に向けた患者・家族の指導・・・・・・・・157
4. 生活期医療との連携・・・・・・・・・・・・・・・162

D章　利用できる社会資源の知ること

1. お困りごと・目的別社会資源ガイド・・・・・・・・170
2. 知っておきたい社会資源・制度・・・・・・・・・・175
3. 知っておきたい社会資源の使いかた・・・・・・・・187

E章　退院支援がむずかしい患者さんの事例

1. 認知症の患者さん・・・・・・・・・・・・・・・・194
2. 家族の協力が得られない独居の患者さん・・・・・・201
3. 独居で高齢の患者さん・・・・・・・・・・・・・・208
4. 自宅退院を強く希望した独居の患者さん・・・・・・213
5. 身寄りのない高次脳機能障害の患者さん・・・・・・220

index・・・・・・・・・・・・・・・・・・・・・・・・228

本文イラスト／Meppelstatt

プランナー・著者一覧

プランナー

古椎久美　井野辺病院 看護部長

A章　総論

1	古椎久美	井野辺病院 看護部長
2	川野友子	井野辺病院 看護部 回復期リハビリテーション病棟 看護師長
3	後藤恵美	農協共済別府リハビリテーションセンター 看護・介護部 部長／回復期リハ看護師
4	大嶋久美子	大分リハビリテーション病院 看護部長
5	下田美波	大分リハビリテーション病院 地域連携室 係長／社会福祉士
6	三田村美雪	井野辺病院 看護部 看護師長
7	新関佳子	井野辺病院 リハビリテーション科 医師
7	井野邉純一	井野辺病院 院長
8	渡邊亜紀	大分リハビリテーション病院 理学療法士
9	後藤直哉	井野辺病院 地域医療連携室 室長
10	山代栄士	井野辺病院 薬剤課 課長
11	山口 泉	井野辺病院 回復期リハビリテーション病棟 歯科衛生士
12	甲斐愛祐美	井野辺病院 栄養課 管理栄養士
13	成瀬真弓	井野辺病院 回復期リハビリテーション病棟 音楽療法士

B章　ADL ごと！ 入院時期別のすること

1	奥野美穂	JCHO 湯布院病院 看護部長
1	松尾明美	JCHO 湯布院病院 看護師長
1	大野加代子	JCHO 湯布院病院 看護師長
1	小田真理子	JCHO 湯布院病院 副栄養管理部長
1	木村暢夫	JCHO 湯布院病院 副言語聴覚士長
1	吉村修一	JCHO 湯布院病院 主任理学療法士
2	笠野和代	大分リハビリテーション病院 病棟師長
2	山﨑嘉恵	大分リハビリテーション病院 外来師長
3	後藤恵美	農協共済別府リハビリテーションセンター 看護・介護部 部長／回復期リハ看護師
3	松川千鶴	農協共済別府リハビリテーションセンター 看護・介護部 看護主任／回復期リハ看護師

3	赤山亜紀	農協共済別府リハビリテーションセンター 看護・介護部 看護課長／回復期リハ看護師
4	工藤輝美	永冨脳神経外科病院 回復期リハビリテーション病棟 看護主任
4	平山康子	永冨脳神経外科病院 回復期リハビリテーション病棟 看護師
5	原 光明	訪問看護ステーション オリナス 代表取締役
6	手島五月	黒木記念病院 医療安全管理室 室長

C章 自宅退院のための環境づくりですること

1	赤山亜紀	農協共済別府リハビリテーションセンター 看護・介護部 看護課長／回復期リハ看護師
2	佐藤 史	玖珠記念病院 地域連携室／脳卒中リハビリテーション看護認定看護師
3	大内幸江	農協共済別府リハビリテーションセンター 看護・介護部 課長補佐／回復期リハ看護師
4	安部涼子	井野辺病院 回復期リハビリテーション病棟 老年診療看護師

D章 利用できる社会資源の知ること

1	割石高史	JCHO 湯布院病院 医療総合支援部 社会福祉士
2	割石高史	JCHO 湯布院病院 医療総合支援部 社会福祉士
3	割石高史	JCHO 湯布院病院 医療総合支援部 社会福祉士

E章 退院支援がむずかしい患者さんの事例

1	菅 真理	農協共済別府リハビリテーションセンター 看護・介護部 次長／認知症看護認定看護師
2	西 望	サンライズ酒井病院 回復期リハビリテーション病棟 看護師長
3	佐藤みゆき	大分健生病院 回復期リハビリテーション病棟 病棟課長
4	汐月真由美	大分リハビリテーション病院 副看護部長
4	中尾博美	大分リハビリテーション病院 病棟主任
5	小畑麻美	佐伯中央病院 回復期リハビリ病棟 主任看護師

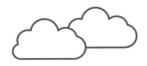

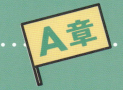

総論

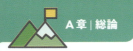

A章｜総論

1 回復期リハ病棟の退院支援の特徴

井野辺病院 看護部長●古椎久美

はじめに

1 回復期リハ病棟の特徴と近年の動向

　回復期リハビリテーション病棟（以下、回復期リハ病棟）では、患者さんの病状が安定し、自宅や社会への復帰を目指す段階でのリハを提供しています。

　令和6年度の診療報酬改定では、回復期リハ病棟の入院料評価が見直され、栄養状態の評価にGLIM基準の使用が要件化されるなど、より質の高い医療提供が求められています。また、地域支援事業への参加や、口腔ケアの提供など、患者さんが地域社会で自立した生活を送れるよう支援する体制が強化されています。あわせて、患者さん1人ひとりのニーズに応じた、きめこまかなリハと退院後の生活支援が求められています。

　しかしながら回復期リハ病棟に入院する患者さんのなかで、退院後に病前と完全に同じ生活を再開することはむずかしく、病院ですべてが完結するわけではありません。

2 回復期リハ病棟の看護

　回復期リハ病棟では、疾病と障害をもった人がふたたび輝いた生活に戻ることを支援することが私たちの役割です。高齢になっても障害や疾病があっても、住み慣れた場所で自分らしい生活を続けられ、そして在宅で継続できるサービスの導入や社会参加を促進する手段なども考慮し、その人の可能性を地域につなぐことが大切です。

　患者さんのゴールは、ただ在宅や施設といった方向性だけの問題ではありません。在宅に帰ってから患者さんの安全、安心が守られ、その人らしく自立した生活を継続できることが重要です。また、患者さん本人が「今後の生活をどうしていきたいか、どうありたいか」決められるよう、意思決定支援が重要です。

　そのためには、発病から在宅復帰までの経過を、その人のこれまでの生活から切り離して考えるのではなく、入院前の生活と現在の状況とのつながりを考えていくことが必要です。

　上記のことを踏まえて、回復期リハ病棟における退院支援の特徴を説明します。

退院支援のポイント

　患者さんが今後どのような生活を送りたいかを、情報としてしっかりと引き出す必要があります。チーム間で目標設定の提案はしますが、最終的に決めるのは患者さんであり、家族です。だからこそ私たちは、患者・家族がなにに迷っているのか、また迷っている原因はなになのかを明確にして、患者・家族にとって最良の決断ができるように支援します。

　患者さんの住む地域性を理解し、環境による日常生活活動（以下、ADL）や手段的日常生活活動（以下、IADL）への障害のほか、身体への影響、再発や合併症の危険性も配慮した支援を行います。退院支援のポイントは以下となります。

❶入院までの「患者さんの生活者としての様子」を理解し、患者・家族からは個別に話を聞き、本音を確認するなど入院前の情報収集とアセスメントを丁寧に行う

❷退院指導は、入院時から始まっているので入院はあくまでも通過点、生活の場に帰ることができるように多職種チームで生活の場へ帰ることを意識してかかわる

❸多職種間の情報の共有、退院に向けた課題についてカンファレンスを活用してしっかり討論する。ゴール設定は、患者さんを中心としたものであることを忘れない

❹入院から退院までの意思決定支援にチームでかかわり、チームのキーパーソンは、看護師が行うことが望ましい

❺ADL や IADL のアセスメントと支援を行い、患者・家族の退院後の生活にあわせた生活・介護指導をチームで実施する

❻退院支援において国際生活機能分類（以下、ICF）の視点を取り入れることは、患者さんの「できること」「している活動」を重視し、将来に向けて「する活動」を計画するうえで重要である。ICF の視点は、患者さん 1 人ひとりの個別性を尊重し、その人の生活全体に目を向けることを促し、これにより、退院後の自立を促進し、より良い生活の質を目指すことができる

❼退院後、継続する医療上の課題、生活・ケア上の課題を在宅支援チーム（訪問看護、訪問リハ、ケアマネジャーなど）に伝え、患者さんの状態やニーズにあわせた個別のケアプランを作成し、家族や地域のサポート体制と連携、そして、医療と介護の連携の橋渡しを実施する

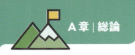

おわりに

　回復期リハ病棟における退院支援は、患者さんが病院を離れても安全かつ自立した生活を送れるようにするための、患者・家族を中心とした、重要なプロセスです。退院する時期だけではなく、地域に住む患者さんの生活を長い目で想定し、ふたたび慣れ親しんだ地域で生活していけるような支援を入院時から多職種チームで行います。退院支援の役割は非常に大きいといえます。

[参考文献]

1) 栗原正紀ほか. "回復期リハビリテーション病棟での支援のあり方". まるっと1冊：リハビリ病棟の退院支援. 伊藤由美子編. リハビリナース2013年秋季増刊. 大阪, メディカ出版, 2013, 8-12,
2) 蟻田富士子ほか. リハビリナース, 11 (1), 2018, 106p.
3) 三橋尚志. 回復期リハ病棟の概念・役割：いままで、これから. リハビリナース, 13 (3), 2020, 6-7.
4) 角田賢. 回復期リハ病棟の患者さんって？. 前掲書3), 16-20.
5) 宇都宮宏子ほか. 退院支援ガイドブック：「これまでの暮らし」「そしてこれから」をみすえてかかわる. 東京, Gakken, 2015, 232p.
6) 林田賢史. 質の高い看護実践と経営貢献の側面から、自施設の立ち位置を見定める. 看護管理, 34 (6), 2024, 464-82.

2 入院から退院までのスケジュール

井野辺病院 看護部 回復期リハビリテーション病棟 看護師長●川野友子

はじめに

　回復期リハビリテーション病棟（以下、回復期リハ病棟）の特徴は、急性期病棟で脳血管疾患や大腿骨、骨盤などの骨折の治療後に機能訓練を必要とする患者さんに対し、リハビリテーション（以下、リハ）を集中的に実施し、患者さんの日常生活動作（activities of daily living：ADL）の向上を目指すことを目的としています[1]。

　回復期リハ病棟では入院前から高齢者、独居者、認知症や医療依存度の高い患者さんの生活の再構築を考慮した退院支援が実施されています。高齢者の増加にともなう退院困難者は増加しているといわれ、このような退院困難者の背景には多種多様な課題があります。そのため医師、看護師、療法士をはじめとする多職種協働チームでの支援が必要不可欠です。

　回復期リハ病棟の令和4年度の平均在院日数は66.0日[2]です。一般病棟に比べるとかなり長いように思いますが、入院中にADLの拡大、生活指導、介護指導、住宅環境の調整、社会福祉サービスの調整などを行うには、計画的にすすめていく必要があります。

　以下、回復期リハ病棟の入院から退院までの流れを、入院相談から受け入れまで、入院初期、入院中期、入院後期に分け説明します（図1）。

入院から退院までのスケジュール

① 入院相談から受け入れ

　当院では、患者さんの入院病院の地域連携室から、電話または書面で転院相談を受けます。また、当院の外来医師からの入院依頼もあります。

　急性期病院からの紹介の場合は、①当院で受け入れ可能かどうか（回復期リハ病棟の適応かどうかも含め）、②疾患の重症度、③合併症、④治療の方向性、⑤家族の意向——など、詳細に情報収集し、検討をします。当院は入院受け入れの条件として、在宅復帰を前提とはしていません。しかし、どのような病態、障害度であっても、在宅生活に戻れる可能性があれば、極力断ることなく、急性期病院の担当者と情報

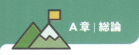

A章｜総論

入院初期	入院日	医師による診察、面談、看護師によるオリエンテーション 看護師、リハスタッフによる問診 ベッドサイドで身体能力と日常生活能力の評価
	入院翌日	訓練開始
	入院翌週〜 30日	初回カンファレンス：全体像の把握、担当職員全員での長期目標・方針の決定 面談：方針などを記入したリハビリテーション総合実施計画をもとに、主治医が患者・家族と面談
入院中期	入院1カ月〜	定期カンファレンス：具体的な生活方法、家屋訪問や退院日の検討 面談：以後面談は1カ月ごとに行う 支援：家族への介護指導
入院後期	入院2カ月〜	定期カンファレンス：退院先の検討・決定 支援：外泊時必要な動作練習、家屋訪問、家屋改修工事、福祉用具・福祉サービスの検討、外出・外泊訓練（何回か実施） 病院で行った練習を自宅で試したり、福祉用具を検討する
	退院前	再発予防指導、地域への連絡、退院前カンファレンス

図1　退院支援のプロセス

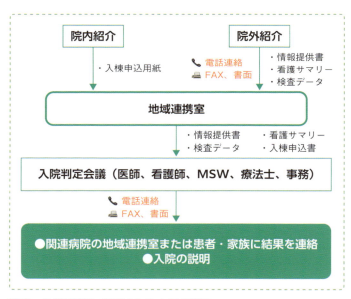

図2　入院相談から受け入れまでの流れ

交換をしています。

　当院で入院可能と判断された場合、地域医療連携室から患者さんが入院中の病院の地域連携室、または患者・家族に対して、入院に関する説明を電話で行います（図2）。見学希望がある場合は病棟案内も行っています。

❷ 入院初期（入院からの1カ月）

Ⓐ 入院当日

　　入院当日には医師による診察、看護師によるオリエンテーション、看護師や療法士による問診を行い、情報収集します。その後、医師から今後どのように目標を立ててリハを行っていくのか、リハを行ううえでの身体的なリスクなどを患者・家族に説明します。

　　そして看護師、理学療法士（以下、PT）、作業療法士（以下、OT）、言語療法士（以下、ST）によるベッドサイド評価を行います。ベッドサイド評価では、移乗や歩行の状態を評価し、車椅子を選定したうえで、ベッドサイドの環境などを確認・設定して、翌日からリハを開始します。

　　オリエンテーションでは、入院中のルールや入院から退院までの経過（図3）と回復期リハ病棟の1日の過ごしかた（図4）などを説明します。オリエンテーションの場面ではコミュニケーションを通して、患者・家族の言葉から現状をどのように把握しているか、家族間の関係性など、さまざまな情報を把握するよい機会となるため、今後の看護ケアに生かすことができます。

Ⓑ 入院翌週以降

　　入院翌週には、多職種での初回カンファレンスが開催されます。カンファレンスには医師、看護師、薬剤師、PT、OT、ST、医療ソーシャルワーカー（以下、MSW）が参加します。各職種での評価や病棟生活の状態について報告し、患者・家族の全体像の把握、入院中のおおまかな目標設定を行い、「リハビリテーション実施計画書」を作成します。初回カンファレンスの後、定期カンファレンスを退院まで1カ月ごとに行います。

　　患者・家族との面談では、リハの方針などを記入した「リハビリテーション総合実施計画」をもとに、主治医が患者・家族に方針を説明します。

　　看護師は日々のケアを行うことで、身体機能や認知機能の状態から、退院時にどのような状態になるのかということをアセスメントし、予測することが重要です。自宅での活動や食事、トイレ、更衣などの「身体的なゴール」、仕事や家事はできるのかという「社会的なゴール」を多職種と検討し、必要なケアを計画・実施していきます。

　　そして患者さんがなにを大切にして生きてきたのか、社会や家庭内での役割などの情報を把握し、その人らしい生活をするためにはどのような能力が必要なのか、どのような調整が必要なのか検討します。

❸ 入院中期

　　中期に入ると機能回復の見込みをもとに、退院に向けて具体的で実際的なアプロ

A章｜総論

回復期リハビリテーション病棟入院経過（患者・ご家族の方へ）　　　　名前（　　　　　　）様					
項目／ 入院期間	入院時	3日まで	1週間後	（　　か月後）	（　　か月後）	退院前
目標	・入院生活に慣れる ・必要な検査、説明を理解し、リハビリが開始できる ・転倒転落によるけがをしない ・不明なことや希望を担当者に伝える ・退院までの目標を考えることができる	・入院生活のリズムができる ・転倒転落をしない	・退院に必要な準備を始める ・必要時看護保険申請を行う ・自分でできることを増やす ・転倒転落をしない	退院先を明確にして準備を進める 退院先に応じた準備をする 自分でできることを増やす	不安なく退院生活ができる 必要時退院前カンファレンスを行う 不安のない退院後生活がイメージできる
説明／ 指導	・医師より入院期間、治療方針について説明します ・看護師が、病状や入院前のことなどをお聞きし、入院生活について説明します ・ソーシャルワーカーより介護保険や退院先のことについてお聞きします ・薬剤師が持参したお薬について説明します ・担当の医師、看護師、セラピスト、ソーシャルワーカーを紹介します	医師より入院時の検査結果、リハビリ計画について説明します	毎月1回リハビリ計画について各職種の担当者と話し合い、その結果をご家族に説明しますので来院をお願いします。 必要に応じて介護の指導を始めます	退院先の確認、環境調整を行います	退院に向けて以下の準備を行います ・退院前合同カンファレンス ・ケアプランの立案・確認 ・福祉用具の調整・確認 ・社会資源の調整・確認（障碍者手帳障碍者年金など）
リハビリ	・リハビリ開始にあたり、動きの状況や意欲などについて確認させていただきます ・装具が必要な方には型どりを行います ・神経心理テストを実施する場合があります	リハビリ計画に沿って、毎日午前午後にリハビリを行います		・状況によって外出外泊訓練をします	家屋訪問を実施し、家屋改修、介護方法を検討します
検査	入院時に必要な検査をします（レントゲン心電図エコーなど）検査の説明は前日に看護師が行います	・病状に合わせて必要な検査を行います ・患者さんの状況によっては嚥下検査を定期的に行います			
食事／ 水分	・食事は食堂でします。（感染防止のため食べ物の持ち込みは禁止しています ・病状や希望に沿って食事内容を決定します ・状況によって、お粥や刻み食、トロミを付けたものなどを用意します	患者さんの病状やご希望に沿って、食事内容を変更します			
排泄	・運動機能に合わせた必要な介助を行います ・オムツは患者さんの状態に応じた物を病院で用意します ・できるだけオムツをはずしてトイレに行くようにします	運動機能状況にあわせた排泄方法を実施していきます			トイレに行く、リハビリパンツを使用して排泄できることを目標にします
清潔	・運動機能に合わせて、洗面、更衣、入浴など必要な介助をします ・状態に応じ週1～3回の入浴をします。 男性（月・木）女性（火・金） ・日中はリハビリ用の衣服に着替えます	運動機能状況にあわせた必要な介助を実施していきます			
ご家族へのお願い	・入院に必要な書類について説明します ・転倒転落の防止に努めています。必要時は同意書をいただいたうえで抑制をさせていただくことがあります。転倒や急変時などの場合はご家族に連絡をします。 ・病衣の貸し出し、クリーニングが必要な方はお申し出ください（承諾書が必要です） ・入院中に他の病院を受診したり薬をもらう場合は事前に師長にお知らせください。	大方の退院先を決め、それを目標にリハビリを進めます	・できるようになったことは、患者さん自身でしていただきます。 ・ご家族の方も見守ってください ・患者さんによっては介護保険の申請が必要になります。ソーシャルワーカーがお手伝いします	・家屋訪問の場合、患者さんの送迎をお願いします	・医師より退院許可が出れば、退院の日時を看護師長・ソーシャルワーカーと相談してください ・退院時にリハビリ計画書や退院証明書などをお渡しします ・保険申請書類等があれば外来受付に提出してください
私たちは入院や検査の不安をできるだけ少なくして、最良の状態でリハビリが受けられるように看護いたします。分からないことがありましたらいつでもお聞きください				この予定表は、病状に合わせてその都度変更されることがあります。ご了承ください	

医療法人畏敬会井野辺病院 2022年9月

図3　患者説明用　入院経過

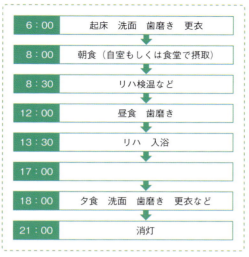

図4　1日の過ごしかたの例

ーチを行っていきます。

　定期カンファレンスでは訓練の経過や入院生活上の問題点を話し合うと同時に、自宅での生活方法や、退院時期について具体的に話し合います。また家屋調査の結果やADLの状態から家屋訪問の必要性を検討します。家族には歩行や排泄動作などの介護指導を療法士と連携して行い、介護方法を習得してもらうためのアプローチを始めていきます。

　看護師は、リハで行っている「できるADL」から、病棟で行う「しているADL」に移行できるように介入する必要があります。さらに、家庭もしくは施設という実際に生活すると予測される場で行うADLを、患者さんの障害の状態から考え、介入していきます。

　患者さん自身も、退院後の生活が実際どのようなものなのかイメージしづらいと思いますので、簡単なことから少しずつやってみることが大切です。患者さんが少し頑張れば達成できそうな目標を提示し、達成できるようにかかわっていきます。そして達成できたときは、いっしょに喜びを共有することが大切です。

4 入院後期（退院までの1カ月）

　後期には看護師、療法士、MSW、ケアマネジャー、福祉用具業者などで、患者さんの自宅に訪問します。実際の生活の場で玄関やトイレ、浴室、寝室、リビングなどの住宅改修の必要性や家具の配置の検討、福祉用具の導入の検討を行います。

　家具の配置や住宅改修など自宅での生活の場が整えば、試験外泊を行い、ADLを確認します。また退院後に自己の健康管理ができるように、脳卒中再発予防のための生活指導や転倒予防指導、服薬に関する指導、服薬管理訓練などを行っていきます。

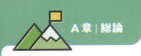

　退院前にはケアマネジャーや訪問看護師など、地域スタッフと当院の担当スタッフとで退院前カンファレンスを行います。必要な情報共有を行い、ケアを継続できるように調整します。

　退院を前にして、患者・家族ともに「本当に大丈夫なのか」と不安が大きいと思われます。看護師は退院に関する患者さんの訴えを聞いて、なにが不安なのか把握することが必要です。とくに試験外泊の後には訴えをよく聞いて、外泊時の状況を患者・家族とともに振り返ることが重要です。そして得られた情報を多職種と共有し、外泊時の課題を訓練や病棟生活に取り入れていくことが大切です。

おわりに

　回復期リハ病棟の看護師の役割は「病気や障害をもちながらもその人らしく生きていくための支援をする」ことです。発症前とは身体状況や生活環境が大きく変わってしまうことが多く、患者さんは不安でいっぱいだと思います。これからどのように生活していくか、患者・家族の「暮らし」「その人らしさ」をいっしょに考えて、新しい生活を前向きに生きていけるように支えていくことが大切だと考えます。

[引用・参考文献]
1) 山口多恵ほか. 一般病棟から回復期リハビリテーション病棟へ異動した中堅看護師がリハビリテーション看護を受け入れる要因と属性との関係. 日本リハビリテーション看護学会誌. 10 (1), 2020, 41-50.
2) 厚生労働省. 令和4年度調査結果速報概要. https://www.mhlw.go.jp/content/12404000/001116999.pdf (2024年5月閲覧).
3) 前田睦美. "入院から退院までのスケジュール". まるっと1冊：リハビリ病棟の退院支援. 伊藤由美子編. リハビリナース2013年秋季増刊. 大阪, メディカ出版, 2013, 13-8.
4) 加藤かほりほか. "退院支援". 3ステップでわかるリハビリ病棟の疾患・リハ・看護：まるごとブック. 蟻田富士子編. リハビリナース2016年秋季増刊. 大阪, メディカ出版, 2016, 185-9.
5) 割石高史. 退院後の心変わりを予測していますか？. リハビリナース. 15 (4), 2022, 43-9.
6) 安福偉子. 退院支援：社会復帰のための看護. リハビリナース. 17 (3), 2023, 20-3.

3 入院時カンファレンスでのゴール設定

農協共済別府リハビリテーションセンター 看護・介護部 部長／回復期リハ看護師 ● 後藤恵美

はじめに

　回復期リハビリテーション病棟（以下、回復期リハ病棟）は「寝たきり防止」「ADLの向上」「在宅復帰」を目的に制度化されました。回復期リハ病棟への入院は、対象となる疾患によって入院期間が決められています。そのため、患者さんを中心とした多職種によるチーム医療を実践し、患者さんにとって最良となるリハを行い、ADLを向上し、在宅復帰することが目的となります。

　そのため、チームの一員である看護師に必要となるのが、患者さん中心の医療の先にある、患者さんの思いを中心としたゴール（以下、目標）設定や、目標を実現するかかわりです。国際生活機能分類（以下、ICF）の考えをもとにその人の病前の生活から考え、回復期リハ病棟を退院後に自宅で引きこもりや廃用症候群（生活不活発病）にならないために、「活動」や「参加」の目標達成に向けて、取り組んでいく必要があります。

　看護師は入院時からどのような視点をもって患者さんとかかわっていけばよいのか、入院時カンファレンスのかかわりを通して、以下に説明していきます。

　当院における入院時カンファレンスでの目標設定について、入院時当日に実施する「入院日カンファレンス」、入院後1週間以内に実施される「入院時カンファレンス」での目標設定について紹介します。

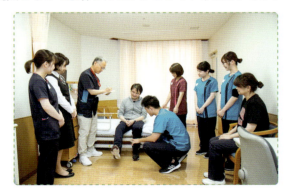

図1 入院日に実施される入院日カンファレンスの様子（当院ホームページから転載）

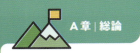

A章 | 総論

入院日カンファレンス（入院当日）

1 患者さんの情報の把握と共有

　　入院日に医師の診察による全身状態や原因疾患の治療経過の把握、リハ処方が行われます。その後、リハをすすめるうえで必要となる担当スタッフ（看護師、介護福祉士、理学療法士、作業療法士、言語聴覚士、管理栄養士、薬剤師、臨床心理士など）が集まり、患者・家族を交えて、入院日カンファレンスが行われます。

　　入院日カンファレンスでは、現時点の方針（職場復帰・在宅復帰・施設入所など）を確認します。また、長期目標の設定と目標達成に必要な入院期間を決め、目安となる退院日を主治医・担当スタッフ・患者・家族とともに確認します。方針がはっきりしない場合は、在宅復帰を目標に設定しておきます。

2 予後予測と患者・家族の思い

　　その後、主治医を含めた担当スタッフで入院時のFIM評価と退院時の予後予測を行い、退院時FIMを設定し、「リハビリテーション総合実施計画書」（図2）を作成します。

　　この時点では患者・家族にとって、突然の発症や受傷により現実を受け入れられない場合があり、退院後の生活のイメージがつきにくい場合もあるので、その思い

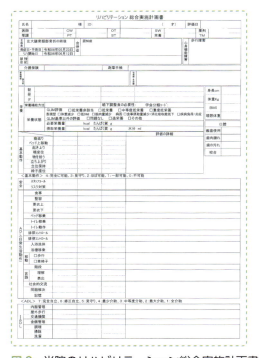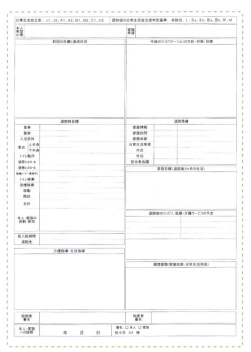

図2　当院のリハビリテーション総合実施計画書

を受け入れます。これから、入院期間のなかで、患者さんの思いに寄り添い考えていけるようにサポートしていきます。

患者・家族の思いは経過とともに変わっていきますので、その都度、確認していく必要があります。

入院時カンファレンス

当院では、入院時カンファレンスは入院日から1週間以内に実施されます。入院から入院時カンファレンスまでに得られた情報を「ICFシート」（図3）に追加記載します。「職種別課題整理シート」（図4）には課題・目標（短期目標・長期目標）・対策を記載し、ほかの職種が記載している内容を確認しておきます。入院時カンファレンスでは、入院日カンファレンスで設定した退院時FIM（予後予測）の修正と、課題の整理を行います。

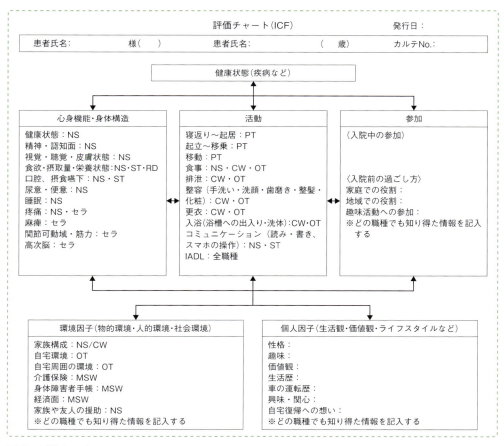

図3　ICFシート

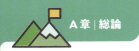

■ 長期目標の設定

　当院では退院後3カ月ごろをゴールに、長期目標を設定しています。入院時カンファレンスではこの長期目標を多職種チームで修正します。

　多職種チームの長期目標は、在宅復帰の先にある、患者・家族の思いにもとづいて設定します。例えば、患者さんの「野菜づくりを続けたい」「近くのスーパーで買い物がしたい」「働きたい」という思いを「在宅復帰し、庭で今までしていた野菜づくりができる」「在宅復帰し、近くのスーパーまで（杖なしで）歩いて買い物に行くことができる」「公共交通機関（バス）を利用して職場復帰できる」と、より具体的にしていきます。

ICFシートでの情報共有

　ICFの「健康状態」「心身機能・身体構造」「活動」「参加」「環境因子」「個人因子」の項目で記入していきます。退院時の目標を立てる際にはとくに、目標を具体的にするために「活動」「参加」が重要になります。

　当院では看護師のみが記入するのではなく、多職種で情報を記入し、共有しています。

　ここで、なぜ回復期リハ病棟はICFで評価するのでしょうか？

　回復期リハ病棟では患者さんに多職種チームでかかわっていくため、それぞれが得た情報を共有していく必要があり、職種に関係なく、共通理解をするために、ICFが活用されています。看護師が使うアセスメントシートでは、ほかの職種には言葉がむずかしく、その内容を正確に理解することはできません。

　また、マイナス因子を問題としてとらえるのではなく、目標としてとらえることで、前向きに取り組んでいくことにつながります。

短期目標設定

1 職種別課題整理シートとチーム情報共有シートの活用

　チームの長期目標が決定したら、「職種別課題整理シート」（図4）に職種ごとの課題・目標（長期目標・短期目標）・対策を整理し、各職種の患者さんへのかかわりや支援の方向性が、チーム全体のかかわりや方向性と乖離していないことを確認していきます。このシートでチーム目標達成のために、職種での役割を記載し、どの職種がいつまでに、なにを可能にするのか可視化しておきます。なお、入院時カンファレンスでは「チーム情報共有シート」（図5）へこの情報を転記します。

職種別課題整理シート

	評価（まとめ）課題の整理	目標	対策（方針）
NS		【短期目標】 【長期目標】	
CW		【短期目標】 【長期目標】	
PT		【短期目標】 【長期目標】	
OT		【短期目標】 【長期目標】	
ST		【短期目標】 【長期目標】	
栄養			
薬剤			
心理			

図４　職種別課題整理シート

1/1
発行日：
患者氏名：　様（　）
評価チャート（チーム情報共有）
生年月日：　（　歳）
カルテNo.：
前回の目標と達成状況
退院時目標
食事
整容
入浴洗体
更衣　上半身　下半身
トイレ動作
排尿コントロール
排便コントロール
移乗(ベッド・車椅子)
トイレ移乗
浴槽移乗
移動
階段
合計
本人・家族の役割・参加
退院準備　実施状況　備考
家屋情報
家屋訪問
家屋改修
日常生活用具
外出
外泊
担当者会議
長期目標(退院後3ヶ月の生活)
退院後のリハビリ、医療・介護サービスの予定
チームの方針(短期目標と対策)
仮入院期間(単位:日)
その他
退院先
介護指導・生活指導
環境調整(家屋改修・日常生活用具)
本人希望心理
家族希望

図５　チーム情報共有シート

目標には多職種チームで取り組むものと、看護師として取り組むものがあることも忘れないでください。どちらの目標も、チームで確認した入院期間のなかで達成を目指していきます。

2 短期目標の設定方法

限られた期間で目標を達成するために、短期目標は長期目標から逆算して考えます。

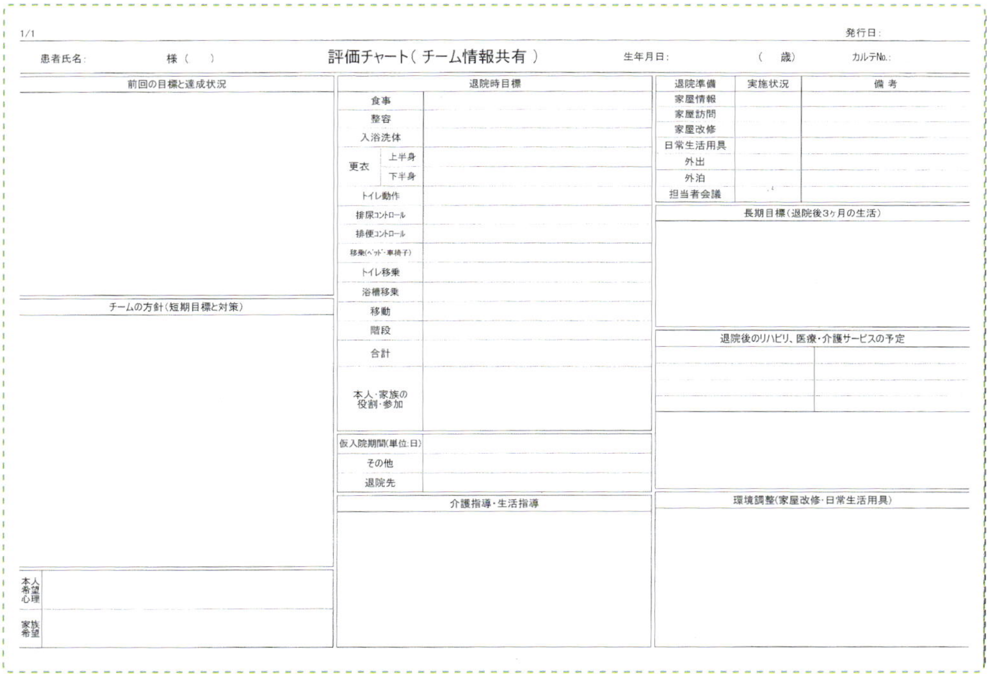

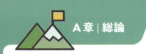

　退院日に目標を達成するためには、「2カ月間で目標を達成する」→「1カ月間で目標を達成する」→「2週間で目標を達成する」→「1週間で目標を達成する」というように、長い期間から短い期間へ逆算して計画を立てます。
　短期目標の設定では、すこしがんばれば達成できる内容（スモールステップ）で考えていきます。そのため目標→実施→評価→再設定を頻回に繰り返す必要があります。スモールステップで目標を設定することで患者さんは達成感を感じ、自己肯定へつなげていくことができます。

 ## おわりに

　入院期間中に、患者・家族の思いは変化していきます。私たち看護師が患者さんの身近にいて、患者さんの思いを敏感にくみとり、患者・家族が目指すゴールの達成に向けてかかわることは、患者さんのADLやQOL（生活の質）の向上へつながっていきます。私たち看護師は、患者・家族の笑顔のために、看護師としてかかわれることを誇りに思い取り組んでいきましょう。

[参考文献]
1) 回復期リハビリテーション病棟協会．回復期リハビリテーション病棟のあり方指針．chrome-extension://efaidnbmnnnibpcajpcglclefindmkaj/http://www.rehabili.jp/organization/links/point_vol-1.pdf（2024年6月閲覧）．
2) 田中智香．入院時初回カンファレンス．リハビリナース．12（1），2019，10-5．

退院支援のプロセス

大分リハビリテーション病院 看護部長 ● **大嶋久美子**

はじめに

1 回復期リハビリテーションの重要性

　　回復期リハビリテーション（以下、回復期リハ）は、患者さんが急性期の治療を終えた後、自立した生活を取り戻すための重要なステップです。この期間中、患者さんは身体機能の回復を目指してさまざまなリハを受けます。

　　適切なリハを受けることで、患者さんの回復が促進され、最終的には社会復帰や家庭生活への復帰が可能となります。

2 退院支援の必要性

　　退院支援は、患者さんがスムーズに病院を退院し、家庭や社会に戻るための重要なプロセスです。入院時のカンファレンスで立てたゴールに基づいて、入院期間中に必要なリハを計画し、実行します。これにより、患者さんが自立した生活を送るための基盤が整います。定期的なカンファレンスを行い、情報共有と連携を図ることが必要です。

回復期リハにおける退院支援のプロセス

　　回復期リハでは、退院支援のプロセスとしてアセスメント、目標設定、リハ計画の立案、退院準備、退院後のフォローアップ、チーム医療の推進を行います（表1）。

入院時のカンファレンスで立てたゴールから逆算し、入院中になにをすればいいのか

1 ゴールの明確化

　　入院時のカンファレンスで患者さんの退院ゴール（例えば、退院後の生活自立、リハ目標など）を明確にします。

A 退院後の生活自立

　　患者さんが日常生活を自立して送れるようにするための目標設定です。具体的には、

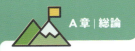

A章 | 総論

表1 退院支援のプロセス

退院支援のプロセス	各プロセスですること
アセスメント	● 患者さんの身体的、精神的、社会的な状態を評価する ● 患者さんの生活背景、家庭環境、支援体制を把握する
目標設定	● 患者・家族とともに、退院後の生活目標を設定する ● リハビリテーションの具体的な目標を明確にする
リハ計画の立案	● 各専門職（理学療法士、作業療法士、言語聴覚士など）と協力し、リハ計画を策定する ● 進捗状況を定期的に評価し、必要に応じて計画を修正する ● 看護計画へ反映する
退院準備	● 退院後の生活環境の整備を支援する（住宅改修、福祉用具の導入など） ● 家族や介護者への指導を行い、患者さんが安全に生活できるよう支援する
退院後の フォローアップ	● 退院後の訪問看護や外来リハビリテーションを調整する ● 患者・家族が継続して支援を受けられるよう、地域の支援体制を活用する
チーム医療の推進	● 多職種が連携して患者のケアにあたることが重要である ● 定期的なカンファレンスを行い、情報共有と連携を図る

食事、入浴、着替え、トイレの利用などの日常生活動作（ADL）の自立と社会復帰を目指します。個々にあわせた退院支援を行います。

B リハ目標

患者さんの機能回復を目指したリハの目標設定です。例えば、歩行能力の回復や、特定の身体機能の改善を目指します。

C 精神的・心理的サポート

退院後の生活への適応を助けるため、心理的サポートやカウンセリングの目標を設定します。

2 課題の洗い出し

ゴール達成のために必要な課題を洗い出します。例えば、体力の回復、リハの進行、服薬指導、ケア（創傷処置など）、栄養指導、家族指導などです。

A 体力の回復

患者さんの体力を向上させるために必要な具体的な課題を特定します。例えば、筋力トレーニングや有酸素運動を取り入れます。

B リハの進行

リハの具体的な課題を特定します。例えば、摂食・嚥下機能状態や日常生活動作の獲得状況などを確認し、関節の可動域を広げる運動や、特定の筋肉を強化する運動を行います。

C 服薬指導

患者さんが退院後に正しく薬を服用できるようにするための課題を特定します。例えば、薬の名前、服用方法、服用時間を覚えてもらうための教育を行います。

D 家族指導

退院後に必要なケア（創傷ケア、経管栄養など）について教育を行います。

3 計画の立案

これらの課題をクリアするために、具体的な計画を立案します。例えば、毎日のリハスケジュールや、栄養管理、薬の管理方法の教育の計画などです。

A リハスケジュール

毎日のリハのスケジュールを具体的に作成します。例えば、午前中に歩行訓練、午後に筋力トレーニング、週に1回のリハの評価を行う、などです。

B 栄養管理

患者さんの栄養状態を改善するための具体的な計画を立案します。例えば、個々にあったバランスのとれた食事メニューの提供や説明を行います。

C 薬の管理方法の教育

退院後に患者さんが正しく薬を管理できるように、具体的な教育計画を立案します。例えば、薬の種類と服用時間を記載した表の作成や、薬の整理方法の指導を行います。

D 家族指導

入院中に退院後を想定した滞在訓練を実施し、必要な指導を行います。

4 進捗のモニタリング

定期的に患者さんの進捗を確認し、必要に応じて計画を修正します。

A 定期的な進捗確認

患者さんの回復状況を定期的に評価するスケジュールを設定します。例えば、毎週のリハ評価や、毎日のバイタルサインチェックがあります。

B 計画の修正

患者さんの進捗に応じて、リハ計画や服薬指導の内容を適宜修正します。例えば、リハの内容を強化し、新しい課題を追加します。

C フィードバックの提供

患者さんに対して、進捗状況についてのフィードバックを提供し、モチベーションを維持するためのサポートを行います。

入院期間中のスケジュールと、退院を見据えて各段階で患者さんにどうかかわればよいのか

患者さんの入院前と現在の状況を定期的に比較し、評価しましょう。当院で患者さんの状況を比較するために使用している「退院支援評価表」を図1 に示します。入院中の各段階における看護師の役割は次の通りです。

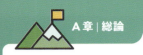
A章｜総論

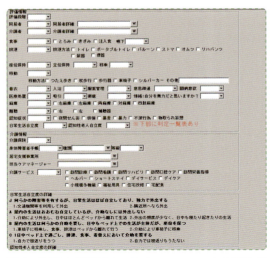

図1　退院支援評価表の入力フォーマットと記入例

1 準備期（入院前）

患者さんの身体的、精神的、社会的な状態を評価し、生活背景、家庭環境、支援体制を把握します。また、患者・家族の希望や目標を確認します。

2 初期段階（入院直後）

患者・家族に対して、入院中のスケジュールやゴールを説明し、患者さんの現在の健康状態やニーズを評価します。患者さんと信頼関係を築き、安心感を提供します。

3 中期段階（入院中）

毎日のリハや治療をサポートし、進捗を確認します。定期的なカンファレンスで他職種と情報共有し、計画の見直しを行います。また、個々に必要なチーム（排泄ケア、摂食・嚥下療法、転倒転落予防、認知症ケア、患者・家族会など）で協働します。

患者さんの不安や疑問に対して丁寧に対応し、モチベーションを維持しましょう。

4 後期段階（退院前）

退院後の生活やケアについて、患者・家族に詳細に説明します。退院前に自宅へ訪問し、動作確認や必要な設備について確認します。ケアマネジャーも同行し、退院後の支援をいっしょに検討します。必要に応じて退院後の支援サービス（訪問看護、デイケアなど）を手配するほか、退院後に注意すべき点や緊急時の対応方法を教育します。

5 フォローアップ期（退院後）

退院後の訪問看護や外来リハなどを調整します。患者・家族が継続して支援を受けられるよう、地域の支援体制を活用し、退院後調査を行います。退院後調査では、

退院後の様子や困っていることなどを確認します。そのなかから、患者・家族会を開催し、退院後の課題解決に向けて取り組みます。

カンファレンスの流れとすること

カンファレンスの流れを図2に、カンファレンスですることを表2に示します。

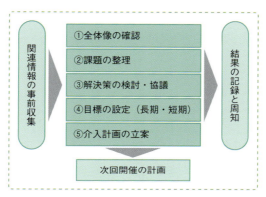

図2　カンファレンスの基本的な流れ(文献1から転載)

表2　カンファレンスですること

カンファレンス	すること
入院時評価	・患者・家族に自己紹介し、評価の目的を伝える ・患者さんのベッドサイドで職種ごとに評価する ・その場の状況を観察し、リラックスできるように配慮する
入院時カンファレンス	・各職種がそれぞれの立場で患者さんの能力・機能を述べ情報を共有する ・移乗動作や歩行動作など初回カンファレンスまでに目標を共有・決定する ・目標に基づいて看護計画の立案に向けて情報を収集する
初回カンファレンス（2週間以内）	・患者・家族の希望や目標を確認し、アセスメントする ・全身状態、病棟での生活活動、ADLを評価する ・看護目標、看護計画を立案し、多職種と共有する ・チームカンファレンス後は、看護メンバーで共有し、看護計画立案、評価をする
定期カンファレンス（1カ月ごと）	・生活活動を評価し、心身の状態、リハに対する思い、患者・家族の希望を再アセスメントする ・新たな目標、看護計画を看護チームメンバーで共有して実践する
退院時カンファレンス	・退院前カンファレンスまでに家屋調査へ参加し、チームメンバーとして意見交換し、退院に向けた目標を共有する ・患者・家族の退院に向けての心身状態や活動状況をアセスメントする ・地域スタッフと情報共有し、退院に向け支援を推進する

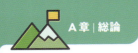

おわりに

　患者さんが病院を退院して、ふたたび日常生活に戻るためには、多くの準備とサポートが必要です。しかし、退院支援は単なる手続きや準備だけではなく、患者・家族の人生の重要な一部です。

　患者・家族の意思決定を尊重し、1人ひとりの希望や夢を実現するために、最善の支援を提供するプロセスを通じて、患者・家族が自分たちの生活を自らの手で形作っていく力を引き出し、その思いを深く理解し、その人らしい生活を送るための具体的なプランを、いっしょに考えることが大切です。

[引用・参考文献]

1) 回復期リハビリテーション病棟協会. 回復期リハビリテーション病棟のあり方：指針. http://www.rehabili.jp/organization/links/point_vol-1.pdf（2024年6月閲覧）.
2) 宇都宮宏子ほか. 退院支援ガイドブック：「これまでの暮らし」「そしてこれから」をみすえてかかわる. 東京, Gakken, 2015, 232p.
3) 蟻田富士子ほか. 特集：患者・家族と最善のゴールを目指す退院支援：患者・家族のニーズに沿った事例から. リハビリナース. 13（4）, 2020, 5-61.
4) 板倉喜子ほか. 特集：回復期リハ病棟でなにをすればいいの？まずはこれだけ！リハ看護入門. リハビリナース. 17（3）, 2024, 7-73.

5 患者・家族に必要となる支援

大分リハビリテーション病院 地域連携室 係長／社会福祉士 ● 下田美波

はじめに

　退院支援とは、患者・家族自身が受傷／発症によって変化した現状を正しく受け入れ、自分たちで生活をイメージし、生活をつくりあげていく過程そのものを支援することです。患者・家族が自分たちの意思で人生を選択・決定し、生活をつくりあげていく過程となります[1]。そのため退院支援のプロセス全体を通して「意思決定支援」が重要となります。

患者・家族の障害受容に寄り添う

1 患者・家族にあった支援

A 患者・家族への理解

　チーム全体で、「入院時カンファレンスで立てたゴールの達成に向けて、患者・家族に必要となる支援とはなにか？」を考えていく必要があります。そのためにはまず、患者・家族が今どういう状態にあるのか、どのような生活を目標としているのか、私たちチームスタッフがつねに理解・把握しておく必要があります。

　患者・家族の現状とチームスタッフの思いにズレが生じてしまうと、退院支援はうまくいきません。チームが患者・家族を理解し、「この人にとって／この家族にとって、なにが必要なのか？」を適切に評価し支援していくことが重要です。疾患や障害の程度が同じであっても、患者・家族の目指す生活は1人ひとり異なります。

　患者さんの年齢や性別、社会的役割や背景などによって、患者・家族がどのように現状を理解し、障害を受けとめ、退院後の生活をイメージしているのか、異なります。まずは私たちがしっかりと「患者・家族が今どういう状態にあるのか」を理解することが重要です。

B 患者・家族の障害受容

　患者・家族が退院後の生活を具体的にイメージし、どう生活していくかを考えていくためには、自分自身の現在の状態と向き合うことが必要です。疾患の理解や受傷／発症前とは異なる身体機能の変化、認知機能の低下や高次脳機能障害、コミュ

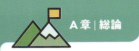

A章 | 総論

表1 ステージ理論

ショック期	自分に何が起こったのか理解できない時期
否認期	自分の障害を認めようとしない時期
混乱期	現実に対処する方法がわからない時期
解決への努力期	自分の障害を受け入れて対応しようとするが、感情が不安定な時期
受容期	自分の障害を受け入れて、自分らしく生きる方法を見つける時期

ニケーション障害など、その内容は多岐にわたります。

患者・家族にとってこの「障害受容」の過程は決して簡単な作業ではなく、不安や落胆、怒り、うつ症状などが現れることも少なくありません。

2 障害受容の過程

障害受容には一般に次の5つの過程があると考えられています[2]。

「ショック期」「否認期」「混乱期」「解決への努力期」「受容期」を経て、障害を受容・克服していくと考えられています（表1）。

患者さんは、急性期治療を終えて回復期リハビリテーション病棟（以下、回復期リハ病棟）へ移り「リハビリテーション」を始めると、自分自身の身体と正面から向き合うことになります。

環境の変化、精神的な不安、骨折や麻痺によって動かない身体、言葉が出ない／相手に伝わらないもどかしさ、怒り、悲しみ、など感情はさまざまです。そのためスタッフは、患者さんが発する言葉を聞くだけでなく、普段の生活の様子などからも患者さんを理解し、ともに状態を受け入れられるよう患者さんの心に寄り添い、支援していきます。

毎日の表情やリハに取り組む姿勢だけでなく、食事の摂取量や排泄リズム、周りとの接しかたなど、言葉として表現されない変化にも気を配ることが大事です。

家族の障害受容

患者さん自身は毎日のリハを重ねながら、日々自分の身体と向き合い、少しずつ現状を受け入れていきます。しかし一方で、家族はどうでしょうか。コロナ禍が明けた現在の回復期リハ病棟でも、面会制限のある施設は少なくありません。患者さんだけではなく、家族が適切に障害受容できるためにも、日々の面会の場や家族指導の場を積極的に設けることが重要です。

ただ会う時間を設定するだけでなく、日々の様子を伝え、リハで努力していることや、がんばっているがむずかしいことなどを家族にも伝えます。退院前の外出訓

練の時期になり、慌てて家族指導や説明を始めても家族の気持ちの整理は追い付きませんし、必要な準備も整いません。

　家族自身も早期から患者さんや疾患を理解することで、なにが必要か、どうすれば生活していけるのかを患者さんやスタッフといっしょに考え、適切に選択し、生活を組み立てていくことができます。

家族指導

　疾患の管理や生活管理、介助方法などを、ともに生活する家族にも理解してもらう必要があります。患者さんがよりよい生活を送っていくためにも家族のサポートは欠かせません。また介助方法など技術的な指導だけでなく、生じた障害に対してなぜ今こういう状態にあるのか、どこに支援が必要なのか、なにをサポートすれば生活しやすくなるのかを説明していくことが大事になります。とくに脳血管疾患のケースでは、高次脳機能障害による症状が、その後の生活に大きく影響します。障害や症状説明だけでなく、家族のストレスや生活バランスなどを確認していくことも重要です。また、適切に福祉制度を活用することも伝えていきましょう。

　家族指導では、家族の理解度にあわせて家族指導のプログラムやスケジュールを作成します。家族指導を実施しながら、家族の力やサポート力を評価し、必要に応じて訪問看護や訪問介護、訪問リハなどの介護サービス導入も患者・家族とともに評価・検討します。指導は病院で行うだけでなく、実際の自宅環境や施設など生活を再開する予定の環境で行うことも重要なポイントです。

　病院でできたことが自宅でできなければ意味がありません。環境や物品、手順が少しでも変わると患者・家族も混乱し、普段できていたことができないこともあります。外出訓練や家族指導の回数、頻度などケースにあわせて設定していくことが重要です（図2）。

　家族指導では、オンラインやICTの活用も効果的です。家族指導や情報共有に、オンラインやICTの活用も有効です。オンライン面会やオンラインでの説明を実施

- ● 家族指導に必要な資料の準備（家族が見返せるように）
- ● 生活環境に応じた指導内容
- ● 家族指導時から在宅スタッフの介入を相談
- ● 自宅環境での指導の実施や最終確認
- ● サポート体制の構築、連携

図2　家族指導時に必要な視点、ポイント

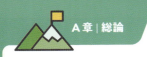

A章｜総論

している機関はコロナ禍以降増加していると思います。

　頻回に来院できない家族には、定期的に患者さんの様子を動画で送り、状態理解を促すこともできます。家族指導に頻回に来られない家族には、家族指導での様子を撮影してもらい、自宅でほかの家族と共有し模擬練習や復習することもできます。直接その場で対面の家族指導ができなくても、どうすれば有効な場をつくれるのか、チームでつねに検討していくことも重要です。

退院後に必要な支援・ネットワークづくり

　患者・家族の介護力や支援力、生活力も踏まえて、退院後の支援体制を構築していきます。これまでの経過から、どういった支援が必要か、どういった支援があればよりよい生活を目指せるのかを、再度チームで評価し検討します。

　入院初期に予測した、予定される必要なサービスとは異なることもあるかもしれません。これまでの障害受容の過程や家族指導での様子、患者・家族自身の生活力や支援する力などをチームで評価し、どのような支援が必要であるかを相談・検討し、患者・家族と擦り合わせていきます。

　その具体例を図3に示します。

1 ネットワークづくり

　退院後に生活支援を依頼する関係機関は、介護保険サービス事業所や障害福祉サービス事業所だけではありません。最近では、高齢でも元気に自治会活動に参加し、趣味のクラブ活動へ参加する人も多くいます。

　回復期リハで私たちが目指す生活再開は、自宅での生活再開だけでなく、家庭内や地域社会での役割再開です。患者・家族ができない部分にサービスをあてはめる

- ●嚥下機能の低下があり食事の介助に不安がある
  →退院直後は重点的に食事の時間にあわせて訪問看護の介入を検討。家族指導にも訪問看護に同席を依頼。

- ●家族は自宅での入浴介助に不安や課題があるが、患者さん自身は通所には行きたくない
  →訪問リハに介入してもらい、自宅での入浴動作を引き続き訓練する。

- ●失語症があり、家族や周りとの会話・コミュニケーションに課題がある。患者さんは外に出たがらず、家族の不安も大きい
  →訪問リハで言語療法士に介入してもらい、家族とのコミュニケーションを引き続き訓練。自宅環境にあわせたコミュニケーション方法の継続指導、家族が困ったときにも相談できる相手として介入依頼。家族会・患者会の情報を提供。

図3　サポート体制の構築　具体例

だけでなく、患者・家族の可能性やできることに視点を向け、地域社会へつないでいくことも大きな役割の1つです。

自分と同じような患者・家族がどのように生活しているのかを知ることも、生活を前にすすめていくための大きな1歩となります。当事者団体など、同じような状態の患者さんの話を聞いたり、見たりすることによって、これからの生活のイメージも膨らみやすくなります。そのため、当事者団体や家族会へのネットワークづくりも必要な支援の1つです。

2 情報共有

退院後に支援を依頼する関係機関との情報共有はとても重要です。

患者・家族の疾患や障害受容に対する思いや理解、考えかた（どのように障害を受け止め、とらえているかなど）、どのような生活を目指しているのか、どこに不安を感じているのかなど、回復期チームから在宅チームへ正しく伝達し、共有しながら支援体制をつくっていきます。

それにより、患者・家族も安心して退院後の生活をスムーズにスタートすることができます。

まとめ

回復期リハ病棟での入院期間は、患者・家族が新しい生活を踏み出すための準備期間です。新しい人生を再建し、生活の1歩を安心して踏み出せるよう、チームで支援します。

日々のケアをしていると「できないこと」に目を向けてしまいがちですが、「できること」に積極的に目を向け、どうすればさらにできるようになるのか、そのためにはどうしたらいいのか、を検討します。回復期での入院期間は、患者・家族にとっては決して楽しいものではなく、つらいことのほうが多いのかもしれません。それでもこれからの人生を前向きに考えていけるよう、いっしょに寄り添いながら「退院支援」していくことが私たち回復期リハチームの役割です。

[引用・参考文献]

1) 藤井由紀代. 回復期リハビリテーション病棟における退院支援：成功への道！. リハビリナース. 9 (1), 2016, 8-15.

2) 上田敏. リハビリテーションを考える：障害者の全人間的復権. 東京, 青木書店, 1983, 316p.

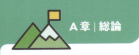

A章｜総論

6 退院支援における多職種の役割で知ること：看護師

井野辺病院 看護部 看護師長 ● 三田村美雪

はじめに

　回復期リハビリテーション病棟（以下、回復期リハ病棟）は、自立支援に向けたケアの提供とその人らしく生活できるように、生活を再構築することを目的としています。そのために、リハビリテーションで取得した「できる能力」を日常生活に取り入れ「している能力」にしていけるよう、看護師としての介入が必要となります。本稿では、退院支援における看護師の役割について説明します。

回復期リハ病棟における看護師の役割

　急性期病院の入院日数の減少にともない、回復期リハ病棟に入院する患者さんの重症度、看護度は年々高くなっています。また、高齢化もすすみ、多くの疾患を抱えている患者さんも多く、体調管理も必要です。

1 心身機能のケア

　まず回復帰リハ病棟における看護師の役割は、患者さんが安全にリハをできるよう、身体症状に問題がないかフィジカルアセスメントを行うことです。加えて、患者さんのなかには、急激な発症や事故などにより障害を抱えた人も多く、障害の受容、障害を抱えて生きていくことを受容することができるように、精神面のケアも必要です。

2 患者・家族に寄り添う看護

　ゆっくりと患者・家族に寄り添い、いっしょに考え歩むことも大切な役割です。
　入院期間は、患者・家族にとって「できなくなったこと」ばかりに着目せずに、これからどのように生きていきたいかを考える時間でもあります。そのため、情報を提示するために、看護師も社会福祉サービスについての知識が必要となります。

3 退院後の在宅復帰・社会復帰を見据えた環境調整

　入院中から、患者さんの意向に沿った日常生活を送ることができるように、環境調整を行い、つねに在宅復帰・社会復帰を見据えた生活の再構築をしていくことが大切です。患者さんのそばにいる時間がもっとも長いのは、看護・介護職です。24

時間の生活すべてを観察し、ケアを検討することができます。日常生活のすべてがリハであり、1歩でも自立に向けて歩むことができるよう、看護チームとしてのかかわりが大切となります。

4 ICFに基づいたアプローチ

当院では、国際生活機能分類（ICF）モデルで「生きることの全体像」を把握することを大切にしています。受け持ち看護師を中心に多職種と協働でチームアプローチを実践するうえでは、共通言語として同じ枠組みで考えることが必要であり、ICFの考えかたに基づいて情報を整理し、アセスメントしていくことが大切です。

退院支援における看護師の役割はなにか

1 退院支援における看護の専門性

まず、看護の専門性をもち、生活をみる力を活用し、患者・家族の意思決定支援をすることが大切です。

退院支援は入院時から始まっています。入院時から退院後の生活を見据えて、患者・家族や生活する地域がもつ力を最大限に生かすことができるように、継続的に支援することが求められています。

2 多職種協働

看護師としての役割を果たすためには、多職種で連携し、情報共有していくことが必要です。

多職種それぞれが、専門性を発揮し、ICFの考えに基づき、共通の枠組みを用いて必要な情報を持ち寄ることで、患者・家族の背景をより明確にすることができ、個別性のある支援に向けアセスメントすることが可能となります。そのために看護師は、チーム医療における連携のコーディネーターとして役割を発揮し、多職種間の橋渡しをしていくことが求められています。また、在宅部門との連携をスムーズに行うために、退院前カンファレンスなどの機会を通じて、日ごろから顔の見える関係づくりをしていくことも大切です。

しかし、患者さんによって社会背景・家族背景や信念も異なります。患者・家族が求める生活ができる環境へ導くこと、最善を目指して寄り添いいっしょに考えることができるように看護の力を発揮することが大切です。

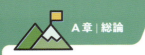

A章｜総論

おわりに

　回復期リハ病棟における看護師の役割を発揮するためには、チームで協働することは不可欠です。より患者・家族が安心してリハを続け、生活していくためには、どの職種が欠けても成立しません。

　患者・家族とのかかわりを通し、看護師として、チームとしても成長していけることを願っています。

[引用・参考文献]
1) 荒神裕之ほか．看護現場ですぐに役立つ地域包括ケアのキホン．第2版．東京，秀和システム，2020，156p．
2) 宇都宮宏子ほか．これからの退院支援・退院調整：ジェネラリストナースがつなぐ外来・病棟・地域．東京，日本看護協会出版会，2013，240p．
3) 長谷川素美ほか．まるっと1冊リハビリ病棟の退院支援：個別性のある患者・家族支援ができる！．リハビリナース2013年秋季増刊，2013，256p．

7 退院支援における多職種の役割で知ること：医師

井野辺病院 リハビリテーション科 医師 ● 新関佳子
同 院長 ● 井野邉純一

はじめに

　退院支援とは患者さんの希望する生活の再構築を患者・家族とともに多職種からなる医療チームが協働し支援していくことといえます。医師には医学的管理の責任者としての役割があり、また、専門多職種からなるチームのリーダーとしての役割も求められます。

　回復期リハビリテーション病棟には、診療報酬の視点においても、なるべく短い入院期間で最大限の回復を得て地域での生活に戻すことが求められています。そのためには医師のチームマネジメント力も必要です。

退院後の生活も見据えながらの適切な医学的管理

　患者さんの基礎疾患および合併症の管理、再発予防、併発症の治療などを適切に行い、予後を予測して限られた入院期間でリハビリテーションの効果を最大限引き出せるよう全身状態を整えます。

　とくに栄養や睡眠が十分とれているか、排泄や痛みのコントロールができているかは、入院中も退院後もバイタルサイン同様に重要です。気管カニューレや経管栄養チューブ、膀胱留置カテーテルなどのカテーテル類が抜去可能か、インスリンなどの自己注射が継続必要か、内服薬の種類や回数を減らせないかなどを検討し、退院後に本人や家族が管理しやすい方法に変更します。

　退院後の主治医や訪問看護、ケアマネージャー、地域の医療や介護資源と連携し、退院後も必要な治療や医療措置が継続されるようにします。介護保険の主治医意見書や身体障害者手帳などの各種診断書も適切な時期に作成します。

　高次脳機能障害や摂食嚥下障害、痙縮のコントロールやボトックス治療、装具の調整、復職・復学支援などは、入院中から退院後に渡って継続した対応が必要な場合もあります。

多職種チームの運営とチームづくり

　多職種におけるチームでは、定期的なカンファレンスで情報を共有し、目標の再設定やそれぞれの役割を確認して協働し、最終ゴールを目指していきます。

　医師はチーム内が有機的に機能し最大限の効果を発揮するために、お互いが専門職として尊敬し忌憚なく意見交換ができる心理的安全性の保たれたチームをつくることが重要です。意見を言いやすいチームは、患者さんの異変の共有もスムーズにでき、リスクマネジメントの観点からも大切です。

丁寧な意思決定支援を

　多くの患者さんは「退院後は家に帰りたい」と望みますが、イメージする「家での生活」と現在の患者さんの状態にはギャップがあることが少なくありません。現状や退院時の見通しを丁寧に説明し、家屋評価や試験外出、外泊を計画しながら具体的な生活イメージを共有します。

　かならずしも医療や介護の必要性によって生活の場が決定されるわけではなく、生活するうえでの問題点を解決する方法があるかどうかが重要になります。例えば、人工呼吸器を使用してADL全介助の状態で、支援や環境を調整して自宅で1人暮らしをしている神経難病の患者さんもいます。

　「重度だから家は無理」などと医師が一方的に提案するのではなく、専門職の視点から問題点を整理し、本人を含めたチーム全体で解決方法を探り、退院後の生活を患者さん自身が決める、その意思決定を支援する姿勢が求められます。

おわりに

　医師は1人で多くの患者さんを担当している場合が一般的で、患者さんの疾患や病状には詳しくても生活場面での困りごとは把握できていないことが多々あります。医師が退院支援において適切にその役割を果たすためには、チームの他職種、とりわけ病棟での患者さんの様子に詳しい看護師との密な連携が欠かせません。

　同じチームの一員としてお互いの専門性を尊重しつつ協働して問題解決にあたり、患者さん中心の退院支援を実践していきたいものです。

8 退院支援における多職種の役割で知ること：理学療法士／作業療法士／言語聴覚士

大分リハビリテーション病院 理学療法士 ● 渡邊亜紀

はじめに

　回復期リハビリテーション病棟（以下、回復期リハ病棟）の目的はADLの向上による寝たきりの防止と家庭復帰ですが、加えて退院後の役割、やりがいといった、その人らしい生活の再構築も重要な役割です。そのためには入院時から本人、家族を含めたチームで目標を設定し、目標達成に向けて各職種が専門性を発揮し協働することが重要です。

　理学療法士（以下、PT）、作業療法士（以下、OT）、言語聴覚士（以下、ST）の専門性を発揮するうえでは、回復期リハビリテーション病棟協会において2016年に作成された、「PT・OT・ST 5か条」（図1）[1]を有用な指針として活用しており、退院支援においても、この5か条に沿って入院時から退院後を見据えたかかわりをすることが重要です。

＜PT 5か条＞
1. 筋力、関節可動性、姿勢バランスなどの運動機能を回復させよう
2. 全身の部位・状態などを観察し、不動による疼痛・虚血を予防しよう
3. 呼吸・循環機能を高め、社会生活に必要な体力の向上を図ろう
4. 課題にそった運動学習を促し、実際的な基本動作を高めよう
5. ADLの自立に向けて運動療法、物理療法などを駆使しよう

＜OT 5か条＞
1. 地域生活の拡大・充実（再建）に向けて、作業※に焦点を当てた個別性のある支援を行おう
2. ADL・IADLなどの活動を評価・介入し、主体的な生活の習慣化につなげよう
3. 認知・行為、心理的側面を包括的に捉え、その人らしい作業の実現を援助しよう
4. 生活行為に活かせる身体機能／操作機能の改善・獲得に取り組もう
5. 自助具や福祉用具を駆使し、対象者を取り巻く環境を調整することで作業遂行を充実させよう

＜ST 5か条＞
1. コミュニケーションを阻害する失語症や構音障害を改善し、意思疎通の向上に努めよう
2. 生活の場で代償手段や環境調整等により、コミュニケーション活動を拡大しよう
3. 摂食嚥下機能を高め、安全な経口摂取を支援しよう
4. すべての活動に影響を与える認知能力をとらえ、必要な情報を発信しよう
5. コミュニケーション、食事、認知の問題に関わり、その人らしい社会生活への参加を支援しよう

図1　PT・OT・ST 5か条（第2版、文献1から転載）
※作業とは、日常生活活動、家事、仕事、趣味、遊び、対人交流、休養など、人が営む生活行為であり、その人にとって目的や価値を持つものを指す。

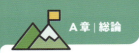
A章 | 総論

当院における退院支援の実際

　大分リハビリテーション病院（以下、当院）は2014年4月に回復期リハ病棟を1病棟40床設立し、現在は120床を2病棟で運営しています。療法士は総数93名で入院、外来（入院と兼務）、通所リハ、訪問リハに従事しています。

　当院では回復期リハ病棟開設より、入院から退院まで患者さんにかかわる職種ごとに実施する内容を整理した疾患別のパス（図2）を運用し、いつ、どの職種がなにをするかを明確にして取り組んでいます。本稿では各時期に沿ってPT、OT、STの役割を述べていきます。

1 入院時合同評価

　退院支援における入院時のポイントは、目標設定と各職種の具体的アプローチを明確にすることです。そのために、PT、OT、STは入院時カンファレンスまでのかぎられた時間内で心身機能、活動の評価を行い、目標設定と入院当日から患者さんが安全にできる能力を最大限発揮できる活動方法を提案していきます。

　具体的には、PTは心身機能や基本動作、移動能力（歩行補助具や車椅子の選定を含む）を、OTは入院直後から実施される排泄、食事（自助具など福祉用具の選定を含む）を、それぞれ評価します。

　STは摂食嚥下機能評価を管理栄養士や歯科衛生士とともに行い、昼食の食事形態について主治医と協議します。また、STは患者さんのコミュニケーションを評価するほか、OTとともに認知機能や高次脳機能障害の有無についても評価します。

2 入院時カンファレンス

　各職種の評価後、全職種でカンファレンスを実施し、入院時評価の共有と入院期間を含めた目標設定、目標に向けた各職種のアプローチ、リスク管理などを共有します。

　入院前の生活状況、家屋環境や家族構成などは医療ソーシャルワーカー（以下、MSW）が聞き取りを行うため、PT、OT、STはその情報をもとに入院時の心身機能、活動評価から初回カンファレンスまでの具体的アプローチを検討します。

3 入院〜初回カンファレンス（入院〜2週間）

　この期間は目標に向け集中的に心身機能、活動の向上を目指すとともに、入院時訪問指導などを通じて目標を具体化していきます。入院時訪問指導は原則入院から1週間以内に行い、生活環境の評価、発症前のADL、IADLの状況、発症前の役割や趣味など、その人らしい生活の再構築に必要な情報収集を行います。

　そのため当院ではPT、OTがおもに実施しますが、患者さんの状況に応じて参加する職種は多職種チームで検討します。

脳血管疾患（90日）

	入院日 (/)			~7日目 (/)	14日目（初回定期カンファ）(/)
	10：00~	11：30~	12：00~12：30		
本人家族	□ 病院へ到着	□ オリエンテーション（医事課より）	□ 各種書類確認・サイン	□ 入院時訪問調査（同行可能な場合）	□ リハ総合実施計画書サイン
チーム	□ 入院時評価	□ 入院時カンファレンス □ 暫定目標・プログラムの決定 □ 転倒予防対策立案 □ 排尿評価 □ リハ実施計画書作成 □ 次回カンファレンス日決定	□ 本人・家族への説明	□ 入院時訪問調査	初回定期カンファレンス ※ 司会進行は SF が行う □ リハ総合実施計画書作成 □ 目標・プログラムの変更、決定
Dr	□ 診察 □ 各種検査 □ リハ処方箋作成 □ 入院診療計画書作成		□ リハ実施計画書の説明		
Ns	□ している活動評価(FIM) □ 看護計画立案		□ 身体抑制同意書 □ 個室・日用品使用申込書	□ 入院時訪問調査 □ 転倒予防対策再評価	□ 転倒予防対策再評価
CW	□ している活動評価(FIM) □ 介護プログラム作成			□ 入浴評価	
PT・OT ST	□ できる活動評価(FIM) □ リハプログラム作成		□ 入院時訪問調査の日程調整	□ 入院時訪問調査	□ 理学療法 作業療法 言語聴覚療法の初回評価の終了
MSW	□ 入院時アセスメント □ 介護保険（有・無）□ 申請予定（有・無）		□ ケアマネとの情報共有		
DH		□ 口腔リハ・ケア計画書作成	□ 口腔リハ・ケア計画書の説明		
管理栄養士	□ 入院時栄養アセスメント		□ 昼食確認	□ 栄養管理計画書作成	□ 栄養再評価
薬剤師	□ 持参薬チェックリスト □ 初回面談				
在宅支援部			□ パンフレット配布		

	45日目（定期カンファ）(/)	~60日目まで (/)	~75日目まで (/)	75日目（退院前カンファ）(/)	90日目（退院）(/)
本人家族	□ リハ総合実施計画書確認	□ 自宅での外出訓練	□ 試験外出・試験外泊	□ 外出訓練 □ 退院前カンファレンスの参加	□ 必要書類確認・サイン
チーム	定期カンファレンス ※ 司会進行は SF が行う □ リハ総合実施計画書の更新	□ 退院前在宅訪問指導 □ 在宅環境調整 自宅改修案検討	□ 試験外出・試験外泊 □ 自宅での ADL・IADL 練習 □ 自宅環境での実施状況の確認と、する ADL・IADL に向けたプログラムの再検討 □ 介護指導 □ 家族指導 □ いきいきプランの作成・確認	□ 退院前カンファレンス	□ 退院時必要書類の作成 □ 連携パス（有・無）
Dr	□ リハ実施計画書の説明 □ IC 実施				□ 診療情報提供書
Ns	□ できる ADL としている ADL の乖離の解消 □ 転倒予防対策再評価				□ 看護サマリー
CW					
PT・OT ST	□ する ADL に向けて理学・作業・言語聴覚療法の単位配分調整		□ 自宅環境での実施状況の確認 □ 自宅する ADL・IADL 実施に向けたプラグラムの立案実施	□ 自宅での ADL・IADL アドバイス □ 外出訓練 □ 退院後利用サービス先と連携 □ サービス内容の見直し	□ リハ実施計画書の確認 □ 退院時 FIM 説明 □ 退院時リハ指導
MSW	□ 当院通所・訪問導入の検討・促進		□ 面接 □ 退院後の生活検討	□ 退院後利用サービス先と連携 □ サービス内容の確認	
DH					□ 歯科診療情報提供書 □ 歯科医への診療情報提供書
管理栄養士	□ 栄養再評価			□ 栄養指導	
薬剤師				□ 服薬指導（入院より適宜）	□ 退院時服薬指導
在宅支援部	□ 通所・訪問導入の検討・促進 □ 通所見学・説明			□ CM に通所・訪問導入に関して確認	

図2 当院の疾患別のパス（脳血管疾患、90日）

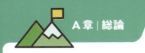

4 初回カンファレンス（入院2週目）

入院から2週間で初回カンファレンスを実施し、心身機能や基本動作、歩行の変化をPT、ADLやIADLの実施状況、認知機能、高次脳機能の変化をOT、コミュニケーションや摂食嚥下機能の変化STが中心に報告し、入院時訪問指導で得た情報を踏まえて、チームでもリハ目標を具体的にしていきます。

5 初回カンファレンス～2回目カンファレンス（入院2～6週目）

この期間には、より自宅生活を見据えた環境での自立まで院内の活動を高める活動向上訓練と、福祉用具や装具などの環境因子の選定を行います。心身機能が向上し、「できるADL」が向上したタイミングで、看護師や介護福祉士などが「しているADL」も実施できるよう働きかけを行います。

6 2回目カンファレンス～退院（入院6～12週目）

この期間ではADLと同時にIADLや趣味活動の再開に向けた訓練も積極的に行います。同時に院内にて家族指導を行い、患者・家族の自宅生活のイメージを深めるとともに、自宅での家族指導、環境調整、退院後にかかわるケアマネジャー、サービス提供者への情報共有を行います。

実践例

80歳代、女性、診断名が脳出血後の左片麻痺の患者さんを例に、療法士の役割を解説します。本事例では発症から30日で回復期リハを目的に当院に入院となりました。

1 入院時合同評価

麻痺はブルンストロームステージ（BRS）が上肢Ⅳ、手指Ⅳ、下肢Ⅲで、ADLは車椅子にて中等度介助を要していました。あわせて、軽度の失語症と嚥下障害があり、食事はソフト食でした。

A PT

PTは基本動作や歩行を評価し、現時点での移動手段は車椅子と判断しました。

B OT

OTは本人用の車椅子の選定、ADL評価を行い、排泄は身障者トイレにて下衣更衣、後始末、移乗は介助にて行うこと、食事は車椅子座位でスプーンとフォークを使用して自力摂取としました。

C ST

STは軽度の失語症について理解は問題なし、発話は単語の出にくさを認めましたが、ジェスチャーやポインティング[※]にて表出が可能と判断しました。

※ポインティング：患者さんが物品を指さしてコミュニケーションをとること。

② 入院時カンファレンス

　　各職種の評価結果について情報共有しました。目標は3カ月で短下肢装具とT字杖を使用し、歩行にて自宅内の活動は自立して行え、食事形態は軟飯軟菜食、コミュニケーションは周囲の配慮があれば自立、としました。MSWからの報告により、入院前は夫と2人分の食事の準備、洗濯、掃除などの主婦としての役割と、同居中の小学生の孫の世話など祖母としての役割がありました。一部でも役割の再獲得が患者・家族の希望として挙がり、カンファレンスにて達成可能な目標として取り組むこととしました。

③ 入院〜初回カンファレンス（入院〜2週間）

A PT

　　理学療法では基本動作訓練、下肢、体幹機能練習、短下肢装具を使用した歩行練習を行い、下肢BRSはIV、起居、移乗動作は監視、歩行はオルトップ®装具（短下肢装具）とT字杖を使用して、15m、近位監視で行えるようになりました。

B OT

　　作業療法では麻痺側上肢の促通、排泄、更衣、整容動作練習を行いました。車椅子での排泄、更衣、整容動作は一部介助で可能となりました。

C ST

　　言語聴覚療法では失語症と嚥下障害に対する練習を集中的に行いました。単語の表出機会が増加し、食事も直接嚥下訓練にてソフト食から全粥まで向上しました。

D 自宅訪問

　　入院から5日目にPT、OTで自宅訪問を行い、屋外からの動線、日常生活の動線、主婦や祖母としての役割の一部再獲得に向け、キッチンや洗濯もの干し場などの環境確認を行いました。

④ 初回カンファレンス（入院2週目）

　　初回カンファレンスでは、各職種から2週間の変化点を共有しました。目標を修正し、役割の再獲得の支援、屋外活動を加えた目標の再設定を行いました。

　　自宅訪問の際に、自宅に入るまでに階段があるため、環境調整の必要性を確認しました。

　　役割の獲得には、退院直後の訪問リハの必要性が示され、介護保険サービス申請の必要性について患者・家族と協議することとなりました。

　　次回カンファレンスまでのリハの方針として、院内の活動の一部はT字杖歩行監視で行えること、麻痺側上肢が準補助手となること、階段昇降が軽介助にて行えること、食事が軟飯、軟菜食が安全に摂取できること、が挙げられました。

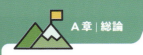

A章｜総論

6 初回カンファレンス～2回目カンファレンス（入院2～6週目）

A PT
　　理学療法では下肢機能訓練にあわせて、ADL場面での歩行訓練、自宅階段を想定した階段昇降を中心に行いました。また本人用装具として、屋内外で使用できるオルトップ®装具を作成しました。

B OT
　　作業療法では上肢機能訓練にあわせて、健側の左手を使用した排泄、更衣、整容練習を行いました。また役割の再獲得に向けて、簡単な調理訓練を開始しました。

C ST
　　言語聴覚療法では直接嚥下訓練にて軟飯、軟菜食でもむせ込みを認めなかったため、食事形態を変更しました。またコミュニケーションも、発話と一部ジェスチャーや聞き手の推測で、院内での会話は可能となりました。

7 2回目カンファレンス
　　入院から6週目の2回目カンファレンスでは、T字杖と本人用オルトップ®装具を着用して歩行できること、日中の排泄動作は監視で行えること、入浴はシャワーで行えること、そのほかのADLは麻痺手を補助的に使用して一部介助から監視にて行えるようになったこと、を共有しました。

　　課題として、調理は患者さん本人が積極的ではないことから、院内での家族指導や自宅訪問、外泊練習を計画することとしました。

8 2回目カンファレンス～退院（入院6～12週目）

A PT
　　理学療法では下肢機能訓練を継続するとともに自宅で行える訓練を提案し、日常生活での定着を目指しました。加えて、車椅子を除去して日中の活動は歩行で行うよう、看護師などの多職種チームと協働しました。

B OT
　　作業療法でも上肢機能訓練の継続と自宅でも行える自己訓練を提案し、定着を目指しました。またADL訓練を通じ、麻痺側上肢の使用頻度を増やしていきました。

C ST
　　言語聴覚療法では直接嚥下訓練として常食評価を行いました。咀嚼、嚥下ともに問題はありませんでしたが、患者さん本人の嗜好により、軟飯、軟菜を継続することとしました。

9 院内での家族指導（入院7週目）
　　入院7週目に、院内での家族指導を行いました。PTは歩行や階段昇降の様子、OTは上肢機能やADL、STは食事の状況やコミュニケーションの様子を家族に伝達

しました。

夫、嫁、孫が来院しており、入院時との変化を実感した様子と同時に、退院後の生活の不安も聞かれました。

10 自宅訪問（入院 8 週目）

入院から 8 週目に患者さん本人、PT、OT が自宅訪問を行い、玄関前階段の手すり設置の必要性を検討しました。あわせて自宅内の動作確認ではキッチンや洗濯ものの干し場の確認も行いました。

作業療法では自宅環境を想定した調理や洗濯の練習を行い、一部介助にて実施できることが確認できました。

11 退院前カンファレンス（入院 10 週目）

入院 10 週目にはケアマネジャー、通所・訪問リハスタッフ同席のもと、退院前カンファレンスを行いました。

現状にあった今後の改善点として、PT は玄関前の階段昇降や自宅での歩行における活動の安定性・活動量の維持を提案しました。OT は調理・洗濯などの IADL を家族とともに安全に実施し、1 カ月程度で簡単なものであれば自立できることを、ST はコミュニケーション量の維持・向上による失語症の改善を提案しました。

この提案を受け、退院後もリハに継続して取り組むこととなりました。

12 自宅退院

入院 11 週目には自宅の手すり設置が完了し、外泊にて家族とともに安全に過ごせることが確認（図 3）され、入院 12 週目で自宅退院となりました。

おわりに

これまで退院支援における PT、OT、ST の役割について、症例を通じて述べました。PT、OT、ST の役割は、それぞれの専門性の視点で退院後の生活で必要となる心身機能、活動を向上させ、入院中、さらには退院後の生活で定着させることです。

そこでは ADL のみならず、役割ややりがいなど、その人らしい生活の再構築の視点も重要です。そのためには入院中の支援だけでは不十分であり、地域との連携でも専門職としての役割を果たしていく必要があ

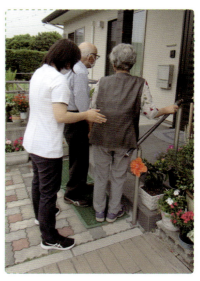

図 3　玄関に手すりを設置した自宅での外泊の様子

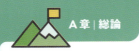

A章｜総論

ります。

[引用・参考文献]

1) 回復期リハビリテーション病棟協会. PT・OT・ST 5か条（第2版）. http://www.rehabili.jp/organization/occupation.html（2024年6月閲覧）.

9 退院支援における多職種の役割で知ること：医療ソーシャルワーカー

井野辺病院 地域医療連携室 室長 ● 後藤直哉

はじめに

　回復期リハビリテーション病棟（以下、回復期リハ病棟）は、急性期での治療を終えた患者さんを1日でも早く迎え入れ、充実したリハの実施と、自立支援に向けたケアを提供し、その人らしい生活を再構築することを目的としています。

　患者さんの多くは、後遺症や廃用の進行により、入院前とは違う生活を考えていかなければなりません。退院においては医療面だけにとどまらず、心理・社会的な面も含めた生活全般を見据えて準備していく必要があります。

　そのなかで医療面を踏まえて福祉の面からもアプローチし、退院後安心して過ごせるよう援助していくのが、回復期リハ病棟での医療ソーシャルワーカー（以下、MSW）の役割です。

退院支援におけるMSWの役割

1 患者・家族の病前・病後の身体・心理・社会的な状況を把握する

　MSWは、入院時から患者・家族へインテーク・アセスメントを行います。インテークとは、氏名・住所・家族構成などの基本情報の把握や、入院前の状態などを聞き取り、患者・家族との関係構築につなげていく初回面談のことです。一方、アセスメントとは、課題分析や問題解決に向けて、適宜行っていく面談をさします。初回の面談では身体・心理・社会的な面からこれまでどのような生活を送ってきたかを把握することに加え、現在どのような状態にあるかを把握することも重要です。

　ただし、患者・家族とも急性期での治療を終えたばかりで、これからどうなっていくのか不安な状態です。患者・家族の心理状態によっては、初回の面談で細かく聞かれることを負担に感じる場合があります。表情や言葉のニュアンスなどから相手の立場に立ってバランスをとり、聞き取りの負担が患者・家族にとって大きくならないよう、注意が必要です。

　今思っていることを吐露してもらうだけでも、不安の軽減や今後のラ・ポール形成につながっていくため、思いをしっかり傾聴することが有効です。

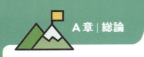

A章｜総論

2 チームで情報を共有し、退院後の生活を考える

　MSWが聞き取りをした内容は、カルテや院内カンファレンス、他職種との個別のやりとりを通して、チーム内で情報共有を図ります。

　初回の聞き取りではおもに病前の状態を確認するため、病前の状態と現状を比較することで今後の目標や課題の抽出ができ、患者さんに沿った個別のリハ計画の作成に反映できます。

　一方、入院生活がすすむにつれ、患者さんの身体・心理的な状態は変化していきます。面談を通して患者・家族の意向を的確にとらえ、チーム内で情報共有を図り、退院後の方針を決めていきます。

　ただし、医療側の治療方針と患者・家族の意向が合わず、退院に向けた準備がすすまないことがあります。MSWは患者・家族と病院の間に立ち、双方の意向を擦り合わせて、最良の結論が導き出せるよう援助していきます。

3 退院後に支援する関係機関との連携と社会資源活用に向けた調整

　リハの進捗状況をみながら、患者・家族に退院先の意向を確認していきます。必要に応じて介護保険や障害福祉などの各制度を活用し、在宅サービスや施設入所の利用調整をすすめます。

　退院にあたっては、患者・家族、退院後にかかわる各機関と情報共有や連携を図る目的で、退院前カンファレンスを開催します。訪問診療医、担当ケアマネジャーや相談支援専門員、施設スタッフ、利用予定のサービス事業所などと連携し、今後の安全な生活を目指して調整します。ただ、入院中に想定した退院後の生活が、退院後違うものになることがあります。入院中に想定した生活を退院先に押し付けるだけにならないよう、患者・家族、退院後の関係事業所の意向も踏まえ、調整していくことが求められます。

おわりに

　患者・家族にとって回復期リハとは、新たな生活へすすむ準備をしていく時期になります。患者さんは回復に不安を抱き、今後の生活が見通せないなかでリハをすすめています。このことを理解し、身体面だけでなく、心理・社会面の不安も解決していくことで、退院後の生活が見えてきます。大事なことは、ゴールは退院ではなく、退院してからの患者さんが、その人らしく生活を継続することができるようになることです。

　だからこそ、MSWは身体的な改善だけでは解決できない課題に対してアプローチし、患者・家族がしっかりと今後の生活に目を向け、決めていけるように援助していく重要な役割を担っているのです。

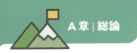

A章 | 総論

10 退院支援における多職種の役割で知ること：薬剤師

井野辺病院 薬剤課 課長 ● 山代栄士

 はじめに

　地域包括ケアシステムにおいて、回復期リハビリテーション病棟（以下、回復期リハ病棟）の役割は大きくなっています。回復期リハ病棟の薬剤師は患者さんの在宅復帰、社会復帰を目指すため、薬剤調整、服薬支援など、さまざまな仕事をしています。本稿では退院支援のため、回復期リハ病棟で働く薬剤師の役割について解説します。

 入院前・入院時

　入院前は、入院後の円滑な薬物療法を提供するために、急性期から転院してくる患者さんの薬剤情報を、医療連携室と連携し、事前に把握しておきます。

　入院時は患者さんが使用しているすべての薬剤を鑑別します。患者・家族と面談を行い、服用中の薬剤の情報だけではなく、アレルギー歴、副作用歴、サプリメントの使用などの情報も聴取します。患者さんによっては残薬数がバラバラであり、服薬アドヒアランス※不良が疑われた場合は、鑑別結果とともに医師、看護師へ情報を提供します。

※服薬アドヒアランス：患者さん自身が薬物治療に対し理解・納得し治療に参加すること

入院中

1 ポリファーマシーの改善

　近年、高齢者のポリファーマシーが問題となっています。ポリファーマシーとは「poly」+「pharmamacy」で多剤併用を表す造語で、必要以上に多くの薬が処方された結果、患者さんが適切に管理・服薬できない、薬剤による有害事象が出現している、などの患者さんにとって好ましくない状態をさします。回復期リハ病棟は一般病棟と比べて入院期間が長いため、薬物療法を調整し、ポリファーマシーを改善する絶好の機会です。

2 患者さんの情報収集

　入院後、検査値、バイタルサインなどの情報を集め、患者さんと面談し症状の聴取を行います。

　このとき、患者さんが薬に対しどのような思いをもっているかも重要です。患者さんにとって有害であると判断した薬剤を変更、または中止する提案をしても、拒否されることは少なくありません。その際は丁寧に説明して、納得してもらうことが重要となります。

3 多職種での検討

　その後、多職種カンファレンスで薬物療法に関する検討を行います。服用薬剤数の減少だけでなく、ADLの低下にあわせた剤型の選択、肝腎機能に応じた用量調整、用法の単純化、管理方法を検討します。

　リハに影響を与える薬剤の検討も重要です。例えば、不眠症に対し作用時間の長い睡眠薬を服用しており、リハ中に傾眠を訴えるケースがあります。また、降圧薬においても血圧が高すぎても低すぎてもリハに悪影響を及ぼします。

　服薬管理能力の見極めも重要であり、退院後の患者の環境を考慮した見直しが必要です。これらのように、薬剤師だけでは見えてこない問題も多いため、多職種カンファレンスに参加してさまざまな視点から問題を解決します。

4 服薬指導と薬剤の調整

　カンファレンス後は変更した薬剤に関する服薬指導を行い、変更後の影響について評価を行っていきます。急性期で開始となった薬剤についても入院経過に応じ調整を行います。

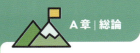

A章 | 総論

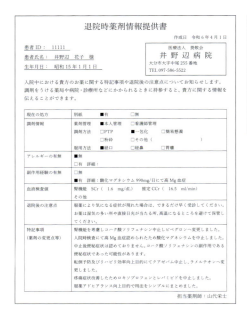

図1 退院時薬剤情報提供書の記入例

退院時

　退院時は、入院前からの処方内容の変化について途中経過を踏まえ、退院時薬剤情報提供書やお薬手帳を活用して説明します。患者さんの理解力に応じて、家族や服薬支援者にも同様に説明を行う場合もあります。当院で使用している退院時薬剤情報提供書を図1に示します。

　これらの情報をかかりつけ医、かかりつけ薬剤師に提供し、退院後の適切な薬物療法を継続できるよう支援します。

おわりに

　薬剤師の役割は入院前から退院まで幅広いですが、多職種との連携が重要です。とくに看護師は、入院中患者さんともっとも身近な存在であるため、適切な薬物療法を提供するために重要な存在です。

11 退院支援における多職種の役割で知ること：歯科衛生士

井野辺病院 回復期リハビリテーション病棟 歯科衛生士 ● 山口　泉

はじめに

　回復期リハビリテーション病棟（以下、回復期リハ病棟）の歯科衛生士の役割は、口腔ケアの介助が必要な患者さん（意識レベルが低い、経管栄養、嚥下不良、麻痺など）に対し、専門的な口腔ケアを提供することです。誤嚥性肺炎を予防する、歯科往診で口腔環境を整えることで食事摂取を安全に行う、審美面や口腔機能の維持・向上により他者とのかかわりを良好に行えるように口腔の健康管理をする、といった目的で介入しています。

　また、病棟スタッフや入院患者さんに対し、口腔ケアの意義や知識、手技の統一・周知ができるよう、指導・伝達を行っています。

歯科衛生士の業務

　すべての入院中の患者・家族に対し、情報収集と口腔観察・評価を行い、問題点のある患者さんに対して、出勤のつど、介入しています（図1）。また、要歯科治療者には、全身状態を考慮し、歯科往診の提案を行っています。

　患者さんの訴えとしては、急性期病棟で義歯を外していたため、回復期リハ病棟で義歯を久しぶりに装着したところ、不適合となっていることに気付き、食事に困るというケースが多くを占めています。

　当院には医科歯科連携の登録歯科医をはじめ、訪問歯科医院など、協力医が数名存在します。歯科往診を依頼する際には、かかりつけ歯科医や、退院先に近い歯科医院など、退院後も継続した治療が可能な歯科医院へ依頼するよう心がけています（図2）。

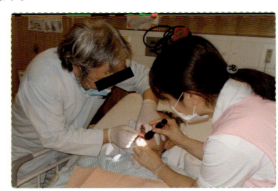

図1　入院患者さんへの介入の様子

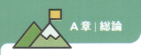
A章｜総論

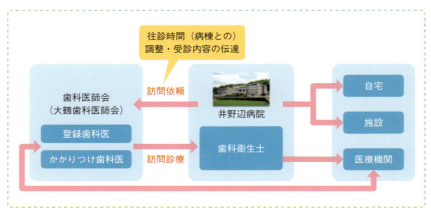

図2 医科歯科連携システムの構図

　歯科往診後は患者・家族・病棟との情報共有に相違がないよう、それぞれに説明を行っています。

多職種のスタッフとのかかわり

　歯科往診後の経過、食事形態の変更の提案、口腔ケア時の注意点や変化などを、患者さんを受け持つ看護師と相談し、病棟全体へ反映しています。方法として、カルテへの記載とあわせて、口腔ケア時の注意点や義歯の取り扱いなど、患者・家族の許可を得て病室に掲示し、危険なくADL向上が行えるよう情報共有しています。

　また、カンファレンスへ参加し、口腔に関する情報提供を行い、ADL向上に向けて多職種間で実施しています。口腔ケアの自立を目指すため、リハの内容に口腔ケアを組み込み、自助具の使用などを提案しています。

　患者さんが義歯を紛失してしまう問題はどうしてもなくならなかったため、「義歯チェック表」を作製し、病棟スタッフ全員で義歯の所在を毎日確認する取り組みも実践しています。

　また、義歯を新製・修理した患者さんへは音楽療法への参加を促し、歌や会話を通して口腔機能の維持・向上を楽しく図れるよう、音楽療法士へ依頼しています（p.61参照）。

患者・家族とのかかわり

　退院後の生活を想定し、患者さんの不安に対し、家族といっしょに不安を軽減するための取り組みを行っています。例えば、食事への不安があるときは、家族といっしょに咀嚼訓練を行います。退院後に食べることに不安のある食物を家族に持参してもらい、注意点を理解してもらいながら、安心して退院後も好きなものを食べられるようかかわりをもつようにしています。

　入院中に利用していた訪問歯科医とは違う歯科医院への治療の継続が退院後に必要な場合は、「入院中の口腔情報提供書」を作製しています。入院中の口腔情報提供書を通院する際に持参することでスムーズに治療が再開できるような取り組みや、歯科医院への通院方法（例：バス停からの道順や道中の危険個所などの確認）を家族といっしょに話し合い、決定しています。

　ほかには、口腔ケアの方法を家族へ実技指導し、退院後に必要な物品や、手技を不安なく行えるようパンフレットを作成し伝達しています。

 ## 歯科衛生士の取り組みの例

1 病室への掲示物

　当院では図3のような掲示物を病室に設置し、患者さんごとに義歯の情報共有を図っています。

2 退院時の手紙

　退院時に、口腔の情報を看護サマリーなどに同封し、退院後も安全に口腔機能の維持が図れるように取り組んでいます。

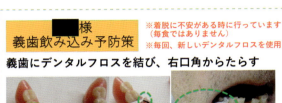
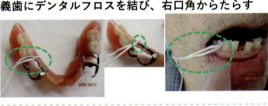
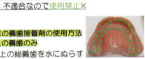

図3　病室に設置する掲示物

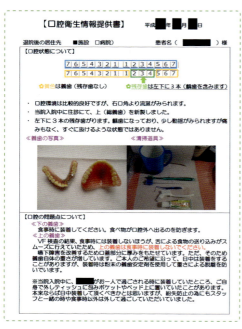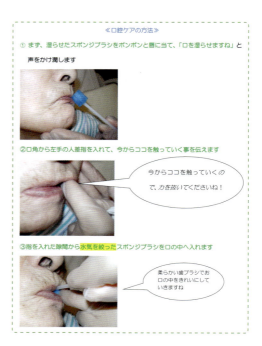

図4 看護サマリーなどに同封する口腔の情報

おわりに

　回復期リハ病棟の歯科衛生士として「いつまでも安全に食べられる口づくり」を目標に、退院後のさまざまな生活場面を想像しながら、患者・家族へ携わることを大切にしています。

［参考文献］
1) 伊東由美子編. まるっと1冊：リハビリ病棟の退院支援. リハビリナース2013年秋季増刊. 大阪, メディカ出版, 2013, 256p.
2) 尾﨑健一. "フレイル、サルコペニア". リハビリ患者さんの："食べたい"を全力で支えるケア. リハビリナース2019年秋季増刊. 大阪, メディカ出版, 2019, 81-3.
3) 松尾浩一郎ほか. "'食べたい！'を高める口腔ケア". 前掲書2). 136-59.
4) 湯布院厚生年金病院. 回復期リハビリテーションへの挑戦：よりよいチーム医療と質の向上をめざして. 福岡, 花乱社, 2012, 123-5.

12 退院支援における多職種の役割で知ること：管理栄養士

井野辺病院 栄養課 管理栄養士 ● 甲斐愛祐美

はじめに

　当院では、早い段階から退院の方向性を見据えた回復期リハビリテーション（以下、リハ）のサービスを患者さんに提供しています。そのため、管理栄養士も入院時より介入し、栄養状態のアセスメントや栄養診断、必要栄養量の算出、食形態の調整、治療食の提供をしています。

　入院中は、定期的にモニタリングやミールラウンド※を行います。モニタリングやミールラウンドでは、食事動作から得られる情報から必要栄養量を見直し、必要に応じて、栄養食事指導や栄養補助食品の紹介を行います。

　退院時には関連機関への栄養情報提供を行い、退院後の生活がよりよくなるための退院支援を行っています。回復期リハ病棟に従事する管理栄養士の役割は、食事を通して患者さんのリハのパフォーマンスを向上させることだけでなく、退院後も入院前と変わらない充実した生活の獲得につながる支援を行うことであるといえます。

　とくに管理栄養士は、低栄養状態の患者さんの栄養状態の改善、再発予防のための食事療法、在宅で実施可能な栄養管理の提案を目指します。

※ミールラウンド：食事場面を観察して食事量や栄養量、食形態などを評価し、改善策や提案をすること

退院支援の流れ

　退院支援とは、入院中の患者さんが退院した後も健やかな生活が継続できるように多職種でサポートすることです。

　当院の管理栄養士は、入院時に患者さんの栄養状態を評価・診断し、生活状況を聞き取り、多職種で情報共有し、入院中のリハの量や必要栄養量、食形態を検討して食事提供を行います。その後はミールラウンドを行い、定期的なモニタリングや、適宜栄養ケアプランの修正を行います。

　退院時には、これまでに収集した情報や提供した栄養量を退院先にあわせて見直し、

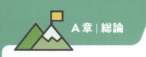

カンファレンスへの参加、栄養情報提供書による関係施設のスタッフへの情報提供をしています。

管理栄養士が担う退院支援は、患者さんが退院した後も充実した食生活を継続できるように栄養に関する情報を漏れなく必要な人たちに伝達していくことです。

事例紹介

管理栄養士が退院支援にかかわった事例を紹介します。本事例は80歳代女性のAさんで、左大腿骨頚部骨折術後のリハ目的で当院へ入院しました。既往歴に貧血、骨粗鬆症、慢性心不全、2型糖尿病がありました。

1 栄養状態の評価・診断と生活状況の聞き取り

嗜好調査の結果、自宅付近にあるコンビニエンスストアを利用し、嗜好を重視した偏りのある食生活であることがわかりました。入院後の食事でも、偏食があることから必要栄養量の確保ができず、貧血の悪化と低栄養状態になりました。

2 患者さんにあわせた食事提供と指導

そこで管理栄養士は、Aさんの嗜好に寄り添いつつ、食事に鉄強化を行い、摂取量の観察を行いました。徐々に食事量は改善され、貧血の改善にもつながりました。また退院後の食生活を考え、Aさんへ栄養食事指導を行い、コンビニエンスストアを利用しても貧血予防と栄養バランスのよい食事ができるよう提案しました。

3 退院に向けた関係施設のスタッフへの情報提供

退院時のカンファレンスでは、在宅スタッフへ栄養食事指導内容の情報提供を行いました。今回の事例では、患者さんの食生活にかかわる問題点を早期に把握し、入院中の食事に反映させ栄養食事指導を行うことで、患者さんの食生活をよりよくすることができました。

おわりに

管理栄養士が担う退院支援の大きな役割は、必要な栄養情報を関係機関または患者さんに伝達することです。患者さんが退院後も必要な栄養量や栄養素が過不足なくとれるよう、当院で取り組んだ栄養情報を次の場所に引き継いでいく、この仕事ができるのは管理栄養士だけです。昨今、管理栄養士の必要性が重要視されるようになりました。今回の診療報酬改定でも管理栄養士のかかわりが必要とされる項目が増えています。今後も、管理栄養士にしかできない退院支援・栄養管理に努めていきたいと思います。

13 退院支援における多職種の役割で知ること：音楽療法士

井野辺病院 回復期リハビリテーション病棟 音楽療法士 ● 成瀬真弓

はじめに

音楽には、人の生理的、心理的、社会的、認知的な状態に作用する力があります。音楽療法とは、活動における音楽がもつ力と人とのかかわりを用いて、患者さんを多面的に支援していく技法のことです（図1）。言語を用いた治療法がむずかしい患者さんに対しても有効に活用できる方法です[1]。

当院における音楽療法とは

音楽のもつ力と人のかかわりを用いて、心理的、社会的、認知的に支援する活動をしています。音楽療法では、音楽を通してたくさんの会話をします。そこから、

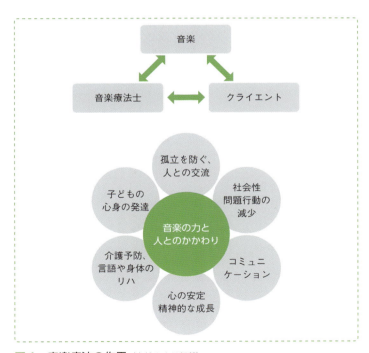

図1　音楽療法の作用（文献1より転載）
音楽療法は音楽を通して患者さんを支援することで、さまざまな効果を発揮する。

やりたいこと、困っていることなどを引き出し、患者さんが目標を見つけるお手伝いをします。音楽療法士の視点からみた情報を多職種と共有し、1人の患者さんを多職種で支えることになります。

イベントとして入院中に誕生日を迎えた患者さんに誕生日の飾りと歌のプレゼントをすることは、特別感をもたらすとともに、同室の患者さんにも日常を味わう機会となり、自然な笑顔が生まれます。

以下が当院で実際に行っている音楽療法となります。

1 集団音楽療法（図2）

1日のうちで患者さんの時間の過ごしかたの1つとして、音楽療法への参加があります。患者さんの意思や職員の誘導で食堂に集まり、歌集を見ながらピアノの伴奏にあわせて歌唱活動を行います。また、場合によっては患者さんがみずから楽器を選択して演奏活動も行います。座位ができなくても、リクライニング車椅子やベッドで集団音楽療法に参加できます。

これらの活動は能動的音楽療法といい、実際に歌う、楽器を演奏するという活動です。退院後デイケアやデイサービスに行くために、集団活動への参加ができるかの判断を得られるとともに、デイケア、デイサービスへの違和感のないつながりを目指します。音楽療法時の様子を家族に情報共有することで、入院中の様子を知るとともに退院後のイメージづくりにも役立ちます。

集団音楽療法では、音楽療法士は見守りという観点から看護師の仕事の一助を担い、看護師の業務負担の軽減にも役立っています。

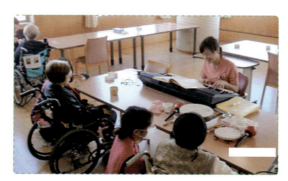

図2　集団音楽療法の様子

2 個別音楽療法

直接自室に伺いベッドサイドで音楽療法を実施することもあります。音楽療法士が選択した音楽を届ける受動的音楽療法で、音楽を聴くことや音楽によるエピソード記憶を語ることは、心理的な安定をもたらします。場合によっては、能動的音楽療法になることもあります。

音楽療法士との信頼関係から安心安全な場の提供となり、会話から患者のその人らしさを見出し、どうなりたいかの目標を見つける手助けとなることもあります。

おわりに

音楽療法の活動は、患者さんの「より良い生活（QOLの向上）」につながります[1]。

離床時間拡大、認知機能の維持改善、他者交流、コミュニケーション能力の促進、心理的安定、目標設定支援などの効果があります。また、歌唱することは口腔機能の維持改善となり、食べることにもつながります。

音楽療法士として、患者さん中心にかかわり、成功体験、生きがいや尊厳、楽しく安全な場づくりを大切にして、音楽療法をすすめていきます。

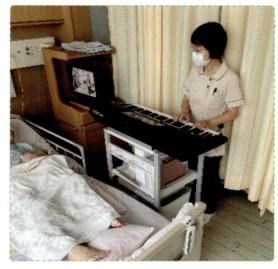

図3 個別音楽療法の様子

[引用・参考文献]

1) 日本音楽療法学会．音楽療法士とは．https://www.jmta.jp/music_therapist/（2024年6月閲覧）．
2) 岡本隆嗣．離床させて、なにをする？：ICFから考える．リハビリナース．12（5），2019，6-12．
3) 中尾扶美子．病棟でのレクに、リハの視点をどう盛り込む？．前掲書2），13-6．
4) 淡野義長．集団でのかかわりの意義と効果．前掲書2），17-20．
5) 大誠会認知症サポートチーム．"楽しい役割とほめることでやる気を引き出す"．楽になる認知症ケアのコツ．山口晴保ほか編集．東京，技術評論社，2020，40-3．
6) 中島恵子ほか．"音・音楽の可能性"．音と人をつなぐコ・ミュージックセラピー．東京，春秋社，2002，42-9．
7) ステファン・ケルシュ．"思い出のメロディでよみがえる感情"．GOOD VIBRATIONS 最高の体調をつくる音楽の活用法：免疫力・回復力を高める4つの力．大黒達也日本版監修．大山雅也訳．東京，ヤマハミュージックエンタテインメントホールディングス，2022，116-24．
8) 前掲書7）．"みなで歌えば満たされる"．143-6．
9) 前掲書7）．"アルツハイマー型認知症：脳に新たな細胞を"．287-300．

B章 ADLごと！入院時期別のすること

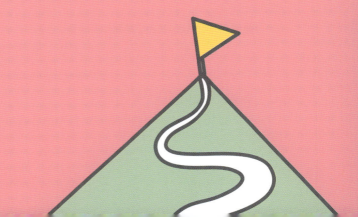

B章｜ADLごと！ 入院時期別のすること

1 食事

JCHO 湯布院病院 看護部長 ● **奥野美穂**
同 看護師長 ● **松尾明美**
同 看護師長 ● **大野加代子**
同 副栄養管理部長 ● **小田真理子**
同 副言語聴覚士長 ● **木村暢夫**
同 主任理学療法士 ● **吉村修一**

食べることは生きる意欲や生活の質向上につながる

「衣食住」という言葉にあるように、食事は私たちが生活していくうえでなくてはならないものです。しかし、食べることはただ身体に栄養を補給するだけではありません。「おいしい」という満足感が気持ちも明るくするのです。食事をすることは、家族や友人との交流や楽しみの場としても重要な活動の1つといえます。病気や加齢などによって食べる楽しみを奪われてしまった人であっても、リハビリテーション（以下、リハ）を行って自分の口でおいしさを感じながら食べられるようになったら、生きる意欲や生活の質の向上につながります。

食事に課題のある患者さん、とくに嚥下障害の患者さんに対する食事のポイントや入院時期ごとにするべきこと、退院支援について紹介します。

1 食事を安全に開始するためのアセスメント

食事は日常生活動作のなかでも生命維持に必要な基本的な生活行為動作の1つですが、評価なく摂取を始めると生命の危機を及ぼすおそれもあります。安全に食事を行うためには次のような十分なアセスメントと患者さん自身の準備が必要です。

A バイタルサインが安定していること

とくに発熱の有無には注意が必要です。

B リスク管理がしっかりしていること

嚥下造影検査や嚥下内視鏡検査で確認し、代償法や安全条件を確認します。また、口腔内が食事できる状態になっているかを確認・準備します（口腔ケア、義歯の装着など）。

C 意識障害がないこと（覚醒していること）

意識障害（覚醒が不良）であると誤嚥を引き起こす可能性が高くなります。口腔内の貯留も多くなり、不意の嚥下反射によって窒息を生じやすくなります。

D 脳血管障害の進行がないこと

脱水による脳血管障害の進行のおそれがないか確認します。覚醒している時間が

減少する場合は意識障害が悪化している可能性が高いため、脳血管障害の進行について精査の必要があります。

E 嚥下反射を認めること

嚥下できなければ食事を行うことはできません。間接訓練・直接訓練を行って徐々に摂食を開始します。

F 十分な咳ができること

食事するためにはとても重要なポイントになります。

G 食事の姿勢が保てること

頚部の進展・過緊張を取り、リラックスできる安全な姿勢の調整をします。

嚥下のメカニズム

1 「嚥下」と「摂食嚥下」

「嚥下」とは、食べ物や飲み物を「ごっくん」と飲み込み、食道から胃へと送り込む動作のことをいいます。一方、「摂食嚥下」とは食物を認識してから口に運び、取り込んで咀嚼して飲み込むまでの一連の動作のことです。

「食べる」という一連の流れを考えると、口に運ばれた食べものは咀嚼されて唾液と混ざり、食塊と呼ばれる飲み込みやすい塊になります。そして、食塊を飲み込もうとするとき、喉では一連のパターン化された動きが起こります。摂食嚥下は、認知期（先行期）、準備期、口腔期、咽頭期、食道期の5つのステージに分けることができ、このうち、口腔期から食道期までの「飲み込む」動作が嚥下に該当します（表1）。

実際にはさまざまな運動が協調して連続的に絡み合うため、明確に5つのステージを切り分けることは困難ですが、摂食嚥下を一連の動きとしてとらえたうえでそれぞれのステージを理解しておくことが大切です。

表1 摂食嚥下の5つのステージ

摂食	①認知期	食べ物を認知し、口の中に取り込むまでの段階
	②準備期	咀嚼・食塊が形成される段階
嚥下	③口腔期	食塊を後方の咽頭に送り込む段階
	④咽頭期	食べ物を咽頭から食道へ運ぶ段階
	⑤食道期	食塊が胃へ運ばれる段階

B章｜ADLごと！　入院時期別のすること

2 摂食嚥下の5つのステージ

A 摂食

❶認知期

　食べ物を認知し、口の中に取り込むまでの段階です。食欲を感じ、唾液の分泌、消化管の運動促進などにつながる大切な段階と考えられています。

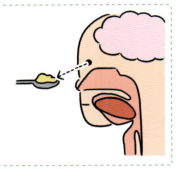

❷準備期

　咀嚼と食塊が形成される段階です。口に取り込まれた食べ物は舌と歯を使って咀嚼され、さらに唾液と混ざることで嚥下しやすい形態、つまり食塊に整えられます。その食塊を一口で飲み込める量に調整し、舌背中央に配置して飲み込みの準備をします。

　食塊を形成するためには、口唇閉鎖、歯（義歯）での咀嚼、唾液分泌、舌や口腔周囲筋の協調運動が不可欠です。

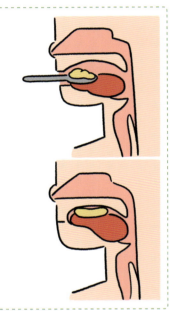

B 嚥下

❸口腔期

　舌が口蓋（前歯の裏）にしっかり押し付けられ、食塊を後方の咽頭に送り込む段階です。円滑に口腔期の運動を行うためには、味覚や触覚、温痛覚などが保たれていることも重要です。準備期と同様に口腔内の環境はもちろん、口唇と鼻咽腔が閉鎖した状態でないと嚥下と呼吸のタイミングが合わず、嚥下反射を誘発しにくくなります。

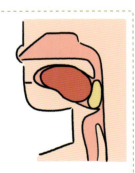

❹ 咽頭期

嚥下反射そのものであり、食べ物を咽頭から食道へ運ぶ段階です。食塊が通過するときは軟口蓋が閉鎖、舌骨と喉頭が挙上し、食道入口部が開くと同時に喉頭蓋谷が下降し、声門閉鎖とともに嚥下性無呼吸が起こります。嚥下時には多くの嚥下筋群とそれを支配する脳神経（三叉神経、顔面神経、舌咽神経、迷走神経、舌下神経など）が協調して働きます。咽頭通過は約0.5秒以内と一瞬ですが、「誤嚥」が起こる段階でもあります。

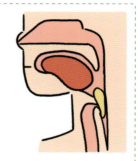

❺ 食道期

食道へ送り込まれた食塊が蠕動運動によって胃へ運ばれる段階です。食道上部の上食道括約筋が咽頭への逆流を防ぎ、食道下部の下食道括約筋が胃食道逆流を防ぐとされています。

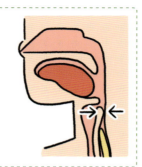

🔺 食事のポイント

1 回復期リハ病棟の食事基準の考えかた

「日本人の食事摂取基準」などを参考にし、食品構成を配分したうえで献立を作成します。回復期リハ病棟では毎日2〜3時間の機能訓練を行うため、活動量・蓄積量を加味してエネルギーだけでなくタンパク質の必要量も確保する必要があります。

2 回リハ病棟の食事の役割

回復期リハ病棟で提供する食事はエネルギー補給としての意味合いだけでなく、患者さん1人ひとりがその人らしい生きかたができるよう適切な栄養ケアをもってサポートしています。とくに、入院時に栄養障害がある患者さんでは経管栄養または嚥下調整食の割合が高いことがわかっています。

摂食嚥下障害のある患者さんに対して、その人の機能に適した食形態・量の食事を提供することは安全な経口摂取訓練の基本であり、食事の楽しみをふたたび取り戻すために大切な役割を果たします。「日本嚥下リハビリテーション学会嚥下調整食学会分類2021」では、国内の病院・施設・在宅医療の現場で共通して使用できることを目的に嚥下調整食が段階分類されています（図1〜3、表1、2）[1〜5]。

B章｜ADLごと！ 入院時期別のすること

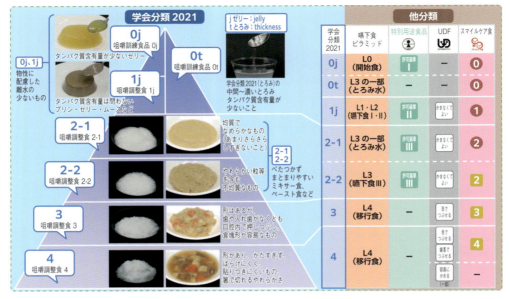

図1　嚥下調整食分類と他介護食分類の対応（文献1から転載）

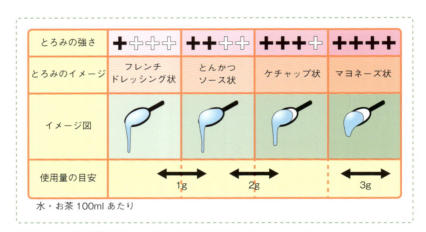

図2　とろみ調整食品のとろみの目安表事例（文献2から転載）

経管栄養療法

1 栄養療法の選択基準

　食事を摂取することが最良の栄養管理法であることはいうまでもありませんが、経口摂取のみで必要な栄養量が摂取できない場合には、静脈栄養や経腸栄養による栄養量が必要になります。腸管が使用できるなら経腸栄養を選択することが栄養療法の選択の基準です。経腸栄養が選択できない場合は、静脈栄養を選択します（図4）。回復期では、おもに脳血管疾患後の摂食嚥下障害患者に対して用いられます（図5）。

図3 UDF（ユニバーサルデザインフード）区分表（文献3から転載）

区分		容易にかめる	歯ぐきでつぶせる	舌でつぶせる	かまなくてよい
かむ力の目安		かたいものや大きいものはやや食べづらい	かたいものや大きいものは食べづらい	細かくやわらかければ食べられる	固形物は小さくても食べづらい
飲み込み力の目安		普通に飲み込める	ものによっては飲み込みづらいことがある	水や液体が飲み込みづらいことがある	水や液体が飲み込みづらい
かたさの目安	ごはん	ごはん〜やわらかごはん	やわらかごはん〜全がゆ	全がゆ	ペーストがゆ
	たまご	厚焼き卵	だし巻き卵	スクランブルエッグ	やわらかい茶わん蒸し（具なし）
	肉じゃが	やわらか肉じゃが	具材小さめやわらか肉じゃが	具材小さめやわらか肉じゃが	ペースト肉じゃが
	調理例				
物性規格	かたさと大きさ (N/cm²)	5×10⁵	5×10⁴	ソル：1×10⁴ ゲル：2×10⁴	ソル：3×10³ ゲル：5×10³
	粘度下限値 (mPa・s)			ソル：1500	ソル：1500

表2 嚥下調整食（とろみ）分類早見表（文献4から転載、本表を使用するにあたっては必ず「摂食調整食学会分類2021」の本文を熟読されたい）

	段階1 薄いとろみ Mildly thick	段階2 中間のとろみ Moderately thick	段階3 濃いとろみ Extremely thick
性状の説明【飲用時】	「drink」するという表現が適切なとろみの程度。口に入れると口腔内に広がる。液体の種類・味や温度によってはとろみが付いていることがあまり気にならない場合もある。飲み込む際は大きな力を要せず、ストローで容易に吸える。	明らかにとろみがあると感じ、かつ「drink」するという表現が適切なとろみの程度。口腔内での動態はゆっくりで、すぐには広がらない。舌の上でまとめやすい。ストローで吸うのは抵抗がある。	明らかにとろみが付いていて、まとまりがよい。送り込む力が必要。スプーンで「eat」するという表現が適切なとろみの程度。ストローで吸うことは困難。
性状の説明【見た目】	スプーンを傾けるとすっと流れ落ちる。フォークの歯の間から素早く流れ落ちる。カップを傾け、流れ出た後にはうっすらと後が残る程度の付着。	スプーンを傾けるととろとろと流れる。フォークの歯の間からゆっくりと流れ落ちる。カップを傾け、流れ出た後には、全体にコーティングしたように付着。	スプーンを傾けても、形状がある程度保たれ、流れにくい。フォークの歯の間から流れ出ない。カップを傾けても流れ出ない（ゆっくりと塊となって落ちる）。
粘度（mPa・s）[※1]	50〜150	150〜300	300〜500
LST値（mm）[※2]	36〜43	32〜36	30〜32
シリンジ法による残留量（mL）[※3]	2.2〜7.0	7.0〜9.5	9.5〜10.0

※1　コーンプレート型回転粘度計を用い、測定温度20℃、ずり速度50s⁻¹での1分後の粘度測定結果
※2　ラインスプレッドテスト用プラスチック測定板を用いて内径30mmの金属製リングに試料を20mL注入し、30秒後にリングを持ち上げ、30秒後に試料の広がり距離を6点測定した平均値
※3　10mLのシリンジ筒に液体を10mLまで入れ、10秒間自然落下させた後のシリンジ内の残留量
注）LST値と粘度は完全には相関しない。そのため、とくに境界値付近においては注意が必要。また、ニュートン流体ではLST値が高く出る傾向があることにも留意する。

B章｜ADLごと！　入院時期別のすること

表3　食事分類早見表（文献5から転載、本表を使用するにあたっては必ず「摂食調整食学会分類2021」の本文を熟読されたい）

名称	形態	目的・特食	主食の例	必要な咀嚼能力
嚥下訓練食品	均質で、付着性・凝集性・かたさに配慮したゼリー。離水が少なく、スライス状にすくうことが可能なもの。	重度の症例に対する評価・訓練用。少量をすくってそのまま丸呑み可能。残留した場合にも吸引が容易。タンパク質含有量が少ない。		若干の送り込み能力
嚥下訓練食品	均質で、付着性・凝集性・かたさに配慮したとろみ水。（原則的には、中間のとろみ、あるいは濃いとろみのどちらかが適している）	重度の症例に対する評価・訓練用。少量ずつ飲むことを想定。ゼリーを丸呑みして誤嚥したり、ゼリーが口中で溶けてしまう場合に用いる。タンパク質含有量が少ない。		若干の送り込み能力
嚥下調整食	均質で、付着性・凝集性・かたさ・離水に配慮したゼリー、プリン、ムース状のもの	口腔外ですでに適切な食塊状となっている（少量をすくってそのまま丸呑み可能）。送り込む際に多少意識して口蓋に舌を押しつける必要がある。表面のざらつきあり。	おもゆゼリー、ミキサーがゆのゼリーなど	若干の食塊保持と送り込み能力、下顎と舌の運動による食塊形成能力および食塊保持能力
嚥下調整食	ピューレ・ペースト・ミキサー食など、均質でなめらかで、べたつかず、まとまりやすいもの。スプーンですくって食べることが可能なもの。	口腔内の簡単な操作で食塊状となるもの（咽頭では残留、誤嚥をしにくいように配慮したもの）。	粒がなく、付着性の低いペースト状のおもゆかゆ	下顎と舌の運動による食塊形成能力および食塊保持能力
嚥下調整食	上記の形態に加え、不均質なものも含む。		やや不均質（粒がある）でもやわらかく、離水もなく付着性も低いかゆ類	
嚥下調整食	形はあるが、押しつぶしが容易。食塊形成や移送が容易。咽頭でばらけず嚥下しやすいように配慮されたもの。多量の離水がない。	舌と口蓋間で押しつぶしが可能なもの。押しつぶしや送り込みの口腔操作を要し（あるいはそれらの機能を賦活し）、かつ誤嚥のリスク軽減に配慮がなされているもの。	離水に配慮したかゆなど	舌と口蓋間の押しつぶし能力以上
嚥下調整食	かたさ・ばらけやすさ・貼りつきやすさなどのないもの。箸やスプーンで切れるやわらかさ。	誤嚥と窒息のリスクを配慮して素材と調理方法を選んだもの。歯がなくても対応可能だが、上下の歯槽提間で押しつぶすか、すりつぶすことが必要。舌と口蓋間で押しつぶすことは困難。	軟飯・全がゆなど	上下の歯槽提間の押しつぶし能力以上

 退院支援で問題になること

　嚥下障害をもった患者さんが退院して自宅または施設内で生活を再開する場合、患者さんや家族の不安は大きく、かかる負担も大きいです。実際に近くで見てくれる開業医や訪問診療医も摂食嚥下障害の知識や技術、経験が不足していて困ることが多いです。

　そのため、在宅で療養する場合にはなにかあったときのサポート病院の存在、訪問看護や訪問リハの体制などを確認し、地域の特殊性も考慮して、どこまでできるか、

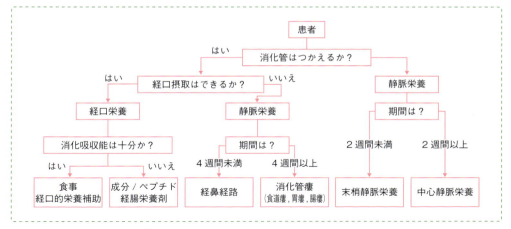

図4 栄養管理実践経路選択フロー

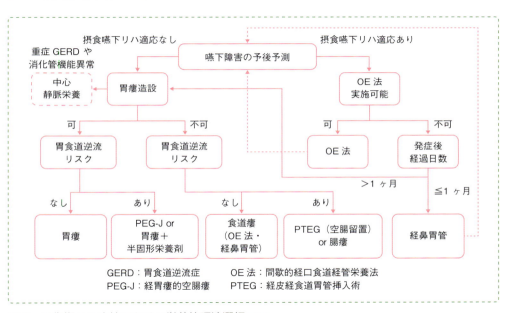

図5 回復期リハ病棟における栄養管理法選択フロー

どのように対応していくのかを慎重に検討しなければなりません。退院後に問題になるポイントとして説明していきます。

1 食事の形態

摂食する液体や食事（固形物）が嚥下機能に適したものかを確認することが重要です。適切なとろみの程度や食形態の食事が提供されているかは摂食指導の重要な項目です。

2 自助具の準備

身体機能に応じた食具を使用しているかどうかも重要です。スプーンや箸などの

B章 | ADLごと！　入院時期別のすること

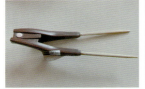　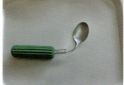　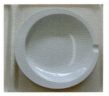　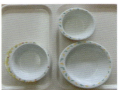

　　クリップ箸　　　　　　介護用スプーン　　　　介護食器（大皿）　　　介護食器（小鉢）

図6 さまざまな自助具

　食具の把持や、スプーンですくう・箸でつまむ・さく・かき集めるなどの操作、食事を口に運ぶといった食事動作がむずかしい場合にはこれらを補う自助具を使用することが有効です。自己摂取を目指した食事動作訓練とあわせて福祉用具を準備しましょう（図6）。

3 食事の調理者への指導

　嚥下食の調理者を早期に確認し、とろみや食品の調理法・調整法に関して指導します。一度で理解することはむずかしい場合も多いので、看護師と栄養士が協働し、調理者の年齢・理解度に応じた指導を繰り返し行っていきます。

4 食事摂取量の確認

　自宅で病院と同じようにカロリー計算された食事や水分を摂取するには、口頭での指導だけではわかりにくく、摂取量が不足しがちです。調理指導をする際には自宅で使用している食器やコップなどを持参してもらい、具体的な量を提示することで在宅での生活のイメージがつきやすくなります。また、退院後の定期的な体重測定は栄養状態の大きな指標になります。

5 患者さんの環境調整

A 意識状態

　摂食する際は覚醒しており、食物を認知できる状態であることが望ましいです（例外として、意識状態がよくなくても介護者のサポートによって摂取が可能な場合もあります）。

B 口腔ケア

　感染源になり得る口腔咽頭細菌叢の除去や嚥下反射・咳反射の促進によって誤嚥性肺炎の予防につながります。また、栄養改善による免疫能の向上に効果があります。

C 一口量

　適切な食品の食事を摂取するのに重量なポイントが食塊の「一口量」です。一口量が多いと嚥下刺激量は多くなりますが、咽頭残留が多くなって誤嚥のリスクが高まります。逆に一口量が少ないと誤嚥は少ないものの、有効な嚥下刺激になりにくいです。退院後、患者さん自身の意識や実践継続がむずかしいポイントです。

D 食事を摂取する環境の調整

食事に集中できる環境をつくりましょう。環境の調整は個々にあった内容としましょう。高次機能障害が患者さんに及ぼす影響について看護師は理解していなければなりません。表4を参考にし、アセスメントしましょう。

E 姿勢

嚥下状態にあわせ、安全に嚥下できる姿勢やより効果的に摂取できる姿勢にすることが大切です。そのために、円滑に嚥下筋活動が得られるような頸部や体幹の適切な姿勢を指導・調整します。

看護師は理学療法士とともに患者さんにあった体勢の保持を考えます。悪い姿勢と良い姿勢を比べてみると（図7）、良い姿勢は左手を支えに添えることで体幹が保

表4 高次脳機能障害の影響

障害の種類	症状	注意するポイント
注意障害	食事に集中できない 姿勢の崩れに気付かない	視覚的な刺激を減らし、音や声かけにも配慮するなど、静かな環境になるよう調整する。クッションなどを利用して座位姿勢の安定化を図る。
失行	食事に必要な道具が使えない	繰り返し使用するように声かけを行い、使用する習慣を付ける。
遂行機能障害	段取りができず、臨機応変に対応できない	1つの食品ばかり食べないように食器の配置の変更を促していく。
半側空間無視	視力や視野には問題ないが、片側のものが認識できない	食器の配置の変更など食事中の手助けや見落としている部分への意識付けを行う。
記憶障害	食べたことを覚えていられない	繰り返し指導したり、食事時間を視覚的な表示して記憶を促す。
病識の低下	自分の嚥下障害の状態を受け入れられない	患者さん本人・周囲の介護者への指導を継続する。
認知症	食物の認知ができず、食事をしない	食事時間は集団に誘導し、介助者が食事を介助する。患者さん本人に箸やスプーンを持たせることも有効。

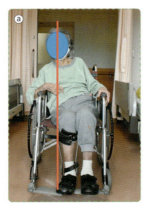 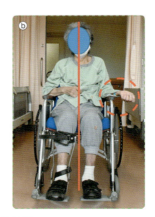

図7 ⓐ悪い姿勢とⓑ良い姿勢の比較

B章 | ADLごと！ 入院時期別のすること

たれていることがわかります。その結果、食事をとりやすい姿勢をとることができています。

6 地域性と環境問題

嚥下障害がある患者さんはリハと評価の継続的な実施が望ましいです。地域のサービスを活用したり調整することも重要です。また、食欲低下・発熱・持続する咳嗽など気になることを気軽に相談できるホームドクターをもつことも大切です。訪問診療医や訪問看護師の介入を検討してもよいでしょう。

7 経済的な課題

患者さんを取り巻く環境について経済的な問題は重要です。生活を維持できるように調整するためには医療ソーシャルワーカー（MSW）と協働して解決していくことが必要です。

 嚥下評価にかかわる多職種の役割

医師	看護師	介護福祉士	言語療法士
全身状態の管理・栄養管理・リスク管理・病状や治療方針の説明と同意	全身管理・摂食時の状況管理・口腔ケア・摂食訓練・精神的援助・家族指導	摂食介助・口腔ケア・精神的サポート・家族指導	嚥下の評価・嚥下基礎訓練・摂食訓練・コミュニケーション能力評価
理学療法士	作業療法士	管理栄養士	MSW
運動機能・姿勢の改善・頚部の筋力強化・関節可動域訓練・呼吸訓練	高次脳機能評価・上肢の運動機能の改善・食品や自助具の工夫	栄養評価・食事内容の工夫・食形態や味の工夫	制度の活用法の提案・社会資源の紹介・環境調整・人間関係調整
歯科医師	歯科衛生士	薬剤師	放射線技師
口腔疾患管理と治療・義歯の調整	口腔内評価・口腔ケア・口腔内基礎訓練	調剤・嚥下しやすい薬剤の調整・服薬指導	嚥下造影検査

 入院前期にすること

1 障害の状況を把握する

入院前期には、まず口から安全に食べられる状況なのかを評価します。入院段階によって異なりますが、急性期の場合、口腔内に廃用を来している場合もあります。したがって入院早期から多職種の専門性を発揮するチーム医療の実践が必要になります。

リハを行う患者さんの状態は多様であるため、脳卒中や頭部外傷などで生じる片麻痺、失調、嚥下障害、高次脳機能障害などの状態を正確に把握する必要があります。また、麻痺側だけでなく、健側の機能がどのくらい保たれているのかを確認するこ

とも重要です。

摂食嚥下障害が疑われた場合は、口腔や咽頭の動きを評価し、スクリーニングテストを実施します。この際、看護師の評価もアセスメントの1つとして大切ですが、言語聴覚士や歯科衛生士などの専門的分野に特化されたスタッフの評価も非常に重要です。スクリーニングテストは単独では診断精度が低いですが、組み合わせることとによってある程度診断精度を高めることができます。

② 患者さんの背景を把握する

患者さんの背景を知ることも看護計画を立てていくうえで大切です。患者さんのそばに24時間いるのは看護師です。入院早期から患者さんの状態をアセスメントし、発症前にどのくらい活動ができていたのか、自宅がどのような環境なのか、同居や介助する家族はいるのかなどを入院時、できれば入院前に面談して把握しておきましょう。患者さんの背景を知るには多くの情報が必要です。看護師はその1つひとつをとらえ、計画的に看護行為を行わなければなりません。把握するための大まかな段階を図8に示します。

そして、情報を整理するとともに、患者さんや家族の意向も聞き、ニードに合った医療や看護、介護を行うように努めましょう。

また、チーム医療のなかでは患者さんの情報や意向を共有することが必須です。例えば食事については摂取するための環境や患者さんの好みを栄養士と共有して適切な食事形態を選択したり、摂食嚥下については言語聴覚士や摂食嚥下障害看護認定看護師、管理栄養士などとカンファレンスで話し合うことで患者さんの食への支援につながります。

③ 日常生活動作を評価する

患者さんの基本的動作の能力や介助量を確認し、患者さんにあわせた離床の支援を図っていきましょう。患者さんの動作だけではなく、声をかけ、意欲的に実施できているかという精神面の観察も必要であり、患者さんの励みになるのではないでしょうか。

評価については、入院時のFIM（functional independence measure）に準じ、食事・整容・清拭・更衣・排泄動作・移乗・歩行などの運動項目や、理解や表出などの認知項目を評価します。良肢位を保ち、楽な姿勢で食事を摂取することはだれもが望むことであり、それが叶うと患者さんはおいしく食事を摂取することができます。そうした目標を立てるという意味でもADLの評価と向上への支援は重要です。

重度の嚥下障害などで、経口摂取が困難もしくは不十分な場合には、経鼻経管栄養や胃瘻などの代替栄養を行います。経管栄養では下痢や嘔吐に注意するとともに、十分なエネルギーと水分量が確保されているか確認します。胃瘻のある患者さんに

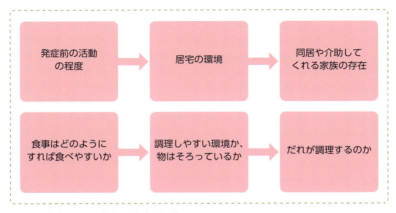

図8　患者さんの背景の把握段階

は皮膚状態の観察と感染予防にも努めましょう。全身清拭の際や注入時にはかならず皮膚トラブルがないか確認し、異常の有無を看護記録に残すことが大事です。

また、看護補助者にも情報を提供し、なにかあればすぐに看護師に報告するよう伝えましょう。看護補助者もチームの一員としてケアにかかわることで患者さんの食への援助につながります。

4 安全管理へのアプローチ

A 転倒転落

回復期リハ病棟での転倒は、環境の変化からの混乱もあるのか、入院初期に起こることが多いといわれています。そのため早期からアセスメントし、適切な対策の実施が求められます。座位や移乗、移動能力に加え、病棟ではナースコールを思うように使用できるか、病識を理解しているか、安静度を守ることができるかなど総合的に判断し、必要に応じてベッド柵（図9）やサイドコール（図10）の工夫ならびにセンサーマット（図11）座コール（図12）などを用いて対策します。また、日中は落ち着いていても夜間に動作や判断能力の低下、せん妄をきたすことがあるため、安全を守るという意味でも注意が必要です。

転倒による二次的機能障害を併発すれば、患者さんはまた臥床を強いられ、運動機能低下へと陥りかねません。その結果、食事がとれず栄養状態が悪化します。患者さんの安全管理は食へも影響することを看護師は忘れてはなりません。

B 自己抜去

経管栄養中の自己抜去は、誤嚥性肺炎を引き起こす要因となりえます。誤嚥性肺炎を発症すれば全身状態が悪化して生命の危機に陥ることもあるため、管は安全に固定できているか、サイズは適切かなどを確認し、患者さんの皮膚の状態も十分注意しながら観察することが大切です。患者さんが口から食べることができることは

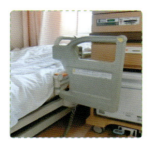
図9 ベッド柵

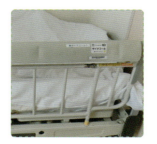
図10 サイドコール

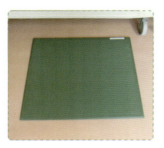
図11 センサーマット

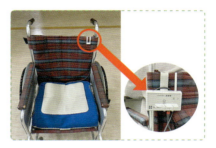
図12 座コール

食への目標ですが、経管栄養においても食事の一種として正しい管理を行い、安全に経管栄養がすすむように支援しましょう。

　自己抜去があった場合、患者さんの尊厳を守るうえでは抑制はできるかぎり行わないことが基本ですが、主治医を含む多職種でよく考え、判断しながら説明と同意のもとでミトンを使用するなどの安全対策を実行する場合もあります。その際は、医師の指示入力および承諾書を準備しましょう。抑制を行う場合は家族の悲観に配慮することも看護師の役割です。説明し、不安や不満が軽減するような話しかたや表情を意識してかかわりましょう。

　また、医療安全担当に報告することも大事です。患者さんの安全を守ることは医療従事者の使命です。それを心得ながら自己抜去予防に取り組みましょう。

入院中期にすること

1 嚥下障害へのアプローチ

　スクリーニングテストで摂食嚥下障害の疑いがあると判定した場合、嚥下内視鏡検査（図13）あるいは嚥下造影検査（図14）を実施して、安全な食形態や摂食姿勢および機能訓練の内容を決定します。看護師は患者さんの心身が安定した状態で検査を受けられるように実施前後のかかわりには十分気を付けましょう。また、患

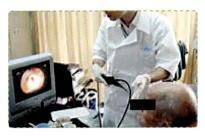
図13 嚥下内視鏡検査

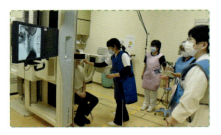
図14 嚥下造影検査

者さんの食事場面を観察し、安全な姿勢で食べているか、むせはないか、急いで無理やり食べていないかなどを確認して嚥下訓練についている言語聴覚士や医師と判断します。患者さんの平常をもっとも把握している看護師が、個々に応じた適切な観察項目や情報を提供しましょう。

　口腔内汚染は誤嚥性肺炎の原因となりえるので、日々の口腔ケアも重要です。食への支援として口腔ケアの計画を立てて実施しましょう。

2 栄養評価

A 栄養評価の基本

　回復期リハ病棟の患者さんは、経口摂取量の減少から低栄養となっている場合が少なくありません。しかし、経口摂取量を増やすために積極的に筋力増強訓練を行うと、逆に筋組織が破壊されることがあります。

　栄養管理は、栄養スクリーニング、栄養評価、栄養管理計画、栄養管理の実施、再評価、栄養管理再計画といった一連の流れがあり、それに沿って行うことが重要です。

B 栄養スクリーニング

　栄養スクリーニングには、主観的包括的評価（SGA）を用いることが多いです。SGAは通常体重比や体重減少率に基づいて判定します。

●通常体重比
現体重kg ÷ 通常の体重kg × 100%
・85％以上→正常
・77％以上85％未満→軽度不良
・65％以上77％未満→中等度不良
・65％未満→重度不良

●体重減少率
（通常の体重kg − 現体重kg）÷ 通常の体重 × 100%
・1カ月以内で3％未満→正常
・1カ月以内で3％以上、3カ月以内で5％以上、6カ月以内で7.5％以上→低栄養

C 栄養評価

　栄養評価には、栄養スクリーニングで実施したものに加えて、身体計測、生化学検査などがあります（表5～7）。

表5　BMIと判定

BMI (kg/m²)	判定
18.5 未満	低体重
18.5 以上 25.0 未満	普通体重
25.0 以上 30.0 未満	肥満（1度）
30.0 以上 35.0 未満	肥満（2度）
35.0 以上 40.0 未満	肥満（3度）
40.0 以上	肥満（4度）

表6　年齢別目標とするBMI範囲

年齢	目標とするBMI
18〜49歳	18.5〜24.9
50〜69歳	20.0〜24.9
70歳以上	21.5〜24.9

表7　栄養指標となる生化学検査

項目	正常値
アルブミン（g/dL）	3.5 以上
リンパ球数（%）	30 以上
ヘモグロビン（g/dL）	12 以上

D 栄養評価の実際

退院後の生活を見据え、患者さんの栄養管理体制の充実を図る観点から、栄養管理体制の基準が明確化しています。GLIM（Global Leadership Initiative Malnutrition）基準を標準的な栄養スクリーニングツールとし、これを用いた栄養スクリーニングを含む栄養状態の評価、栄養管理計画を作成します。そして、急性期から回復期、慢性期や介護者へ、入院時、退院時を含め、栄養評価をしながら連携していくことを目標にしなければなりません。

E 患者さんの状態の把握

入院の原因となった疾患、依存疾患、活動状況、食事摂取の現状、消化管や口腔内症状の有無を把握します。

入院後期にすること

1 退院後の食事指導は具体的に

A 退院したその日の食事から考える

患者さんの退院予定時期にあわせて多職種で食事支援に取り組みます。医師や言語聴覚士から説明されたことが理解できたかどうかを確認します（表8）。毎日摂食条件を守りながら食事をすることは大変です。必要性の理解が不十分だと退院してから自己判断で摂食条件を変えてしまうこともあります。

また、家族への介助指導も看護師の役割です。多職種からの助言や医師の指示も確認して進めていきましょう。早期から家族に介助技術を習得してもらうために、病棟や理学療法室などで実際の介助場面をみてもらうこともイメージしやすくなる

B章｜ADLごと！　入院時期別のすること

> **ここをおさえる！**
> - 栄養評価は繰り返し実施して見直すことが重要。
> - １つひとつの項目だけに着目せず、データ・疾患・ADLの変化・症状などさまざまな項目を併せて評価すること。
> - 栄養状態がいかに変化したかが重要なので、結果だけでなく経過も重視すること。
> - 体重減少や低栄養がみられた場合は、それが生じた理由を考察すべきである。

でしょう。家族がそばで見守ることが、患者さんの安心感と意欲にもつながります。

一方で、家族の介護負担を軽減することも視野に入れなければなりません。早期から家族の意向や家庭環境に目を向け、ともに寄り添い考えることが大切です。

2 在宅療養の指導内容は在宅の環境に合わせて調整する

在宅療養初期の指導は、退院時に指示された摂食条件を自宅でも同じように守って安全に食べられることを目的とします。自宅は生活環境や食事に使用する物品などが病院とは異なります。また、まれに人間関係などが影響して患者さんと介護者の理解度がうまくすすまないこともあります。患者さんの家庭環境にあわせてその家庭でできる方法をともに考え、指導することが患者さんや家族の安心につながることを意識しながらかかわっていきましょう。

また、入院中に直接指導を受けていない家族やヘルパー、訪問看護師が食事介助にかかわる場合やデイサービスなどで食事援助を受ける場合もあります。ケアに当たるすべての人に対して摂食条件が伝わるような行動が看護師には求められます。根拠を伝えることが患者さんの食への支援になり、栄養状態の改善になります。このことからも看護師には患者さんの正確なアセスメントと退院支援に向けた看護計画立案および実践が求められるといえます。

3 介護負担への配慮は在宅療養継続の重要ポイント

食事の形態によって、簡単な調理方法や保存方法の指導および病態にあった適切な市販品の紹介をします。配食サービスや訪問介護サービス、デイケア、デイサービスなどの社会資源を紹介する場合は、摂食嚥下障害やそのほかの機能不全への適

表8　看護師が行う食事の退院支援

①摂食条件を守ることの必要性の説明
②摂食条件についての具体的指導
③嚥下食の調理、食事介助者への技術指導
④必要物品の準備（ギャッジベッド・リクライニング車椅子・オーバーテーブル・自助具・ミキサー・ゼラチン・摂取しやすいスプーンなどの食器・吸入器・吸引器・経管栄養の物品など）
⑤在宅療養に必要な生活上の支援体制（介護保険申請やケアマネジャーの手配）
⑥在宅療養の支援にかかわるサービス事業者との連携

切な対応ができるところを選んで紹介する必要があります。

4 安定した在宅療養の継続には外来でのフォローが必要

在宅療養支援のポイントとして、在宅で摂取条件が守れる環境の検討が必要です。嚥下障害のある患者さんには、栄養士の助言を得ながら嚥下障害食の作りかたと保存の仕方も説明するとよいでしょう。また、介護者への負担軽減の配慮は看護師の重要な役割です。社会福祉士など福祉面のアドバイスができる職員と連携して不安や負担の軽減に努め、かかりつけ医との連携が可能であることも伝えましょう。

この役割は、入院から在宅につながる支援になります。アセスメントを適切に行い、外来看護師や訪問看護師への情報提供をタイムリーに行うことで患者・家族は安心し、継続して治療が受けられます。

5 再発予防の指導

医師や看護師が行う嚥下障害の再発予防の指導は必須項目といえます。多くの患者さんが内服治療は継続することでしょう。患者さんに継続治療の必要性を理解してもらうためにも、入院中期から後期にかけて患者さんや家族への栄養指導や内服指導を繰り返し行いましょう。リーフレットなどがあれば理解しやすいでしょう。

また、退院後も適度な運動をすることが身体的心理的安全性の向上につながります。再発予防の視点からも、運動を続けるための支援を行いましょう。社会福祉士へも早期から相談し、社会資源の活用も含めてともに退院支援に取り組むといいでしょう。

事例紹介

> ●診断名：左延髄梗塞、ワレンベルグ症候群
> ●患者さんの情報：50歳代男性。身長165cm・体重56.2kg・BMI20.6kg/m²
> 妻と2人暮らし。自動車工場の現場監督をしており、利き手は右

1 入院前期（入院時）摂食・嚥下能力グレード3

A 入院前期の評価

発症から約3週間で当院に入院。麻痺、失調症状は認めませんでしたが、温痛覚障害を認めていました。摂食・嚥下能力グレード3、唾液嚥下も不十分であり、嚥下造影検査で食道入口部の開大不全を認めました。フードテストは5点、水飲みテストは4点でした。栄養状況はGLIM基準で問題ありませんでした。

セルフケアは食事以外自立、栄養は経鼻胃管で確保しました。嗄声はあるもののコミュニケーションも可能で、FIMは117点（運動項目：84点、認知項目：33点）

でした。運動機能は問題ないため屋外歩行などもしており、歩行運動、筋力増強訓練などの自己トレーニングを行う姿がよくみられました。

B 入院前期の方針

カンファレンスで、食事は経口で常食、無調整水分を摂取でき、自宅生活・復職ができると判断されました。そこで、目標を自宅復帰・復職とし、食事については食形態・水分調整することなく、自炊や外食でも患者さんの好むものを摂取できることとしました。

C 入院前期の課題とリハ

食事に関する課題として、食道入口部の開大不全が挙がりました。また、栄養状態は問題ありませんでしたが、運動量が多いことから摂取エネルギーには留意していく必要がありました。そのため、食道入口部の開大不全に対して言語聴覚士によるバルーン療法を開始し（図15）、嚥下機能の向上を図りました。

栄養摂取や経口での食物摂取は、経鼻胃管での栄養摂取を併用しつつ、嚥下造影検査の結果からリクライニング車椅子で角度調整してゼリーから開始。1食のみをミキサー食というようにむせなく摂取できることを確認しながら（図16）、医師・言語聴覚士と検討のうえ、徐々に拡大していきました。

また、体重の増減を確認しながら、1日の摂取エネルギーと運動負荷量を多職種間で検討しました。

2 入院中期（入院後1カ月）摂食・嚥下能力グレード5

A 入院中期の評価

嚥下造影検査で食道入口部の開大不全は改善がみられ、経口での食物摂取は2食へ拡大しました（経鼻胃管での栄養摂取併用）。FIMは122点（運動項目：87点、認知項目：35点）になりました。

院内のリハビリプールなどをよく使っていたために運動負荷量が増え、体重は55.5kg、BMIは20.4kg/m^{2}に若干減少、血液検査でアルブミンが3.8 g/dLになっていました。

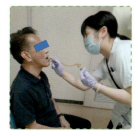

図15　言語聴覚士によるバルーン訓練

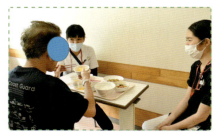

図16　食事評価場面

B 入院中期の方針とリハ

そこで、医師・言語聴覚士と相談しながら食事回数を増やすことを決定。さらに経鼻胃管での栄養摂取を終了して3食とも経口摂取とし、食形態の変更を検討しました。また、理学療法士・作業療法士と運動負荷量を考え、管理栄養士とは摂取エネルギーを検討しながら栄養改善に努めました。言語聴覚士によるバルーン療法は継続して行いました。

3 入院後期（入院後2カ月）摂食・嚥下能力グレード10

A 入院後期の様子

食事は、常食を3食とも経口で摂取できるようになりました。セルフケアは全自立、移動も屋外や階段など安全に移動できるようになりました。FIMは126点（運動項目：91点、認知項目：35点）となりました。

リハビリプールなどでの運動負荷量は増えていましたが、管理栄養士と適宜摂取エネルギーを検討していたことから、体重やBMIなどに大きな変化はありませんでした。患者さんからはラーメンなどの嗜好品を摂取したいという食の希望が聞かれました。

B 退院指導と自宅退院

退院指導として、管理栄養士が調理方法などの指導を行いました。また、作業療法士は調理訓練を行い、患者さんが調理したものを食べるという取り組みも行いました。

患者さんが希望していたラーメンを食べてもらって言語聴覚士が評価。食事摂取状況に問題がないことを確認し、自宅退院しました。

C 退院後の様子

退院後も食前のバルーン訓練を継続し、退院1カ月後に当院の嚥下外来を受診しました。嚥下造影検査を行い、退院後の生活を行ううえで嚥下状態の悪化がないことを確認し、当院でのリハは終了しました。

4 本事例のまとめ

今回の事例では各介入段階で適切な時期に多職種でチーム医療を行った結果、患者さんが発症前の生活を取り戻すことができました。多職種によるチーム医療の展開によって患者さんに専門的分野の医療・看護の提供ができました。看護師はつねにコーディネーターとしての役割を果たすことを再確認できました。障害を抱えて努力する患者さんに寄り添い、支え合いながら患者さんの回復を期待するスタッフの一員であり続けたいです。

B章｜ADLごと！ 入院時期別のすること

[引用・参考文献]

1) 栄養指導NAVI. https://healthy-food-navi.jp/?post_type=use&p=4886.（2024年7月閲覧）.
2) 日本介護食品協議会. とろみ調整食品のとろみ表現に関する自主基準. https://www.udf.jp/about_udf/section_05.html（2024年7月閲覧）.
3) 日本介護食品協議会. ユニバーサルデザインフードとは. https://www.udf.jp/outline/udf.html（2024年7月閲覧）.
4) 日本摂食嚥下リハビリテーション学会 嚥下調整食委員会. 日本摂食嚥下リハビリテーション学会嚥下調整食分類2021. 日本摂食嚥下リハビリテーション学会誌. 25(2), 2021, 144.
5) 前掲書4）. 139.
6) 日医工株式会社HP. 摂食嚥下障害Q&A. https://www.nichiiko.co.jp/medicine/swallow/.（2024年7月閲覧）.
7) 藤島一郎. 脳卒中の摂食・嚥下障害 第2版. 東京, 医歯薬出版, 1998, 254.
8) 向井美恵編. 摂食・嚥下障害の理解とケア. 東京, 学研メディカル秀潤社, 2003, 175.
9) 井上善文編. 静脈経腸栄養ナビゲーター エビデンスに基づいた栄養管理. 東京, 照林社, 2021, 488.
10) 回復期リハビリテーション病棟協会HP. http://www.rehabili.jp/.（2024年7月閲覧）.
11) 上羽瑠美. 見える！わかる！摂食嚥下のすべて改訂第2版. 東京, 学研メディカル秀潤社, 2022, 304.
12) 藤島一郎ほか編. ナースのための摂食・嚥下障害ガイドブック. 東京, 中央法規出版, 2013, 411.
13) 角田亘編. 回復期リハビリテーション病棟マニュアル. 東京, 医学書院, 2020, 432.
14) 若林秀隆ほか編. 栄養ケアと口腔ケアのなかなか聞けないこと. 東京, 照林社, 2024, 21-3.
15) 戸原玄編：訪問で行う摂食・嚥下リハビリテーションのチームアプローチ. 東京, 全日本病院出版会, 2007, 87.
16) 角田哲也. 脳卒中・頭部外傷. リハビリナース. 14(3), 2021, 10-7.
17) 小澤公人. 食事介助. リハビリナース. 15(3), 2022, 47-9.

2 排泄

大分リハビリテーション病院 病棟師長 ● 笠野和代
同 外来師長 ● 山﨑嘉恵

はじめに

排泄は、体内の老廃物や不要な物質を体外に排出する行為です[1]。また、健康状態を知るうえでも重要な情報となります。

排泄機能の障害は生体内部環境の悪化を招くこともあるので、看護者は排泄の整理・排泄機序をよく理解したうえで援助する必要があります。

図1に排尿のメカニズムを、図2に排便のメカニズムをそれぞれ示します。

排泄ケアのポイント

排泄ケアでは、①患者さんの状態の把握、②観察と評価、③排泄環境の整備、④排泄援助、⑤排泄困難の対策、⑥適切な用具の使用、⑦患者さんとのコミュニケーション、⑧異常時の対応、⑨継続的な教育とサポート——がポイントとなります（表1）。

1 排便アセスメント

適切な排便管理には、排便状況の確認と適正な薬剤の利用が大切です。排便日誌などを有効に活用し排便状況をチェックしましょう。

また、薬剤に頼らず状況にあわせて、食事に食物繊維を含む食品（図3）を取り入れて、腹部アセスメントなども行い、排便をしっかりと管理することがポイント

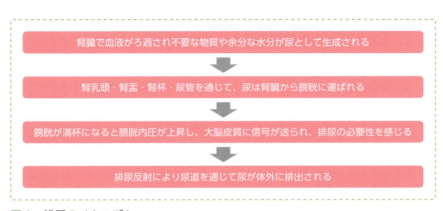

図1 排尿のメカニズム

B章｜ADLごと！　入院時期別のすること

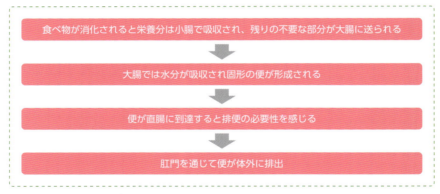

図2　排便のメカニズム

です[2]。

2 ブリストル便スケール

ブリストル便スケール（図4）に沿って便性状をチェックすると、排便周期がわかり、下剤のタイミングがわかってきます。また、便性状により下剤の投与時間の見直しも検討できます。

『〜日に1回は排便を出す』といった間隔を基準にするのではなく、ブリストル便スケールタイプ4の便が出るように調整していきましょう[2]。

退院支援で問題となること

1 疾患による排泄変化

脳卒中や脳外傷による神経系の障害、脊髄損傷、骨盤外傷、認知症などさまざまな疾患により排泄コントロールがむずかしくなります。排尿の場合は頻尿・尿意切迫・尿失禁・排尿困難、排便の場合は便意の損失・便失禁・排便困難・便秘などです。

これらの排泄変化に対して、排泄パターンを把握して排泄習慣をつけること、骨盤底筋訓練や薬剤の検討など、入院中からチーム協働によって排泄自立支援を行っていく必要があります。

2 排泄動作（図5）

排泄は生命を維持するために必要な生理的機能であり、複数の排泄動作が含まれ

コラム：運動能力の障害による尿失禁

麻痺や拘縮、バランス不良が生じると、トイレへの移動、便座への移乗、排尿姿勢の保持などが困難となります。また上肢機能や手指の巧緻性が低下すれば、脱衣が間に合わず、排尿までの時間を要することによって尿失禁を生じます[3]。

表1 排泄ケアのポイント

①患者さんの状態の把握	・患者さんの排尿・排便の頻度、量、性状を把握し記録に残す ・便秘や尿失禁などの既往があるか確認し、必要な対策を考える
②観察と評価	・尿や便の色、量、臭い、形状を観察し、異常がないか確認する ・腹部膨満感や痛み、排尿・排便時の不快感などをチェックする
③排泄環境の整備	・排泄時にはカーテンやパーテーションを利用してプライバシーを守る ・トイレやポータブルトイレを清潔に保ち、患者さんが安心して使用できるようにする
④排泄援助	・排便や排尿がしやすいように、患者さんにとって最適な姿勢のサポートを行う（座位がとれる場合には座位で） ・患者さんの排泄リズムにあわせてトイレに誘導し、排泄を促す
⑤排泄困難の対策	・食物繊維を多く含む食事や適度な水分摂取を勧め、適度な運動を促す ・必要に応じて医師の指示のもと、下剤や浣腸を検討する ・排尿トレーニングや骨盤底筋運動を指導し、尿失禁の予防に努める
⑥適切な用具の使用	・ポータブルトイレ、尿器、オムツなど、患者さんの状態に応じた用具を準備し、使用方法の指導を行う ・使用後の用具は適切に清掃し、清潔な状態を保つ
⑦患者さんとのコミュニケーション	・患者さんがリラックスできるように排泄時には優しく声をかける ・患者さんが排泄に関して抱えている不安や悩みを聞き、適切なアドバイスを提供する ・不用意な言葉や態度に注意し、自尊心を傷つけないように注意する
⑧異常時の対応	・発熱・腹痛・血尿・便秘の持続などの異常がみられた場合は、速やかに医師に報告し適切な処置を行う
⑨継続的な教育とサポート	・患者さんの排泄状況を定期的に評価し、快適な排泄が行えるようにサポートする ・自宅での排泄ケアが必要な場合は、家族に対して適切なケア方法を指導する

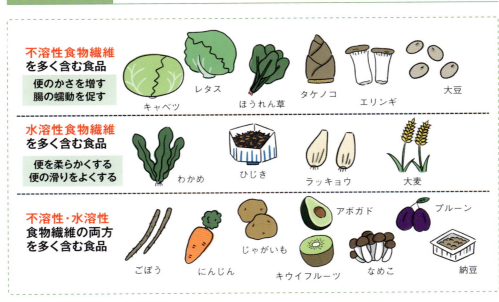

図3 食物繊維を多く含む食品

コラム：高次脳機能障害による尿失禁

原疾患による注意障害、失語、失認、遂行機能障害により、尿意を訴えることができない、排泄をどこでどのようにしたらいいのかもわからない、などの理由で尿失禁を生じます[2]。

B章｜ADLごと！ 入院時期別のすること

タイプ	1	2	3	4	5	6	7
	便秘		正常			下痢	
	コロコロ	硬い	やや硬い	ふつう	やや軟らかい	泥状	水様
形状	ウサギの糞に似た硬くコロコロの便で、排便が困難なことも	短く固まった便	水分が少なく、ひび割れがあるバナナのような形状	表面がなめらかで適度な軟らかさがあるバナナや、とぐろを巻いた形状	水分が多くやや軟らかい便	形がない泥のような便	固まりのない水のような便
消化管の通過時間	非常に遅い（約100時間） ←					→ 非常に早い（約10時間）	

図4 ブリストル便スケール

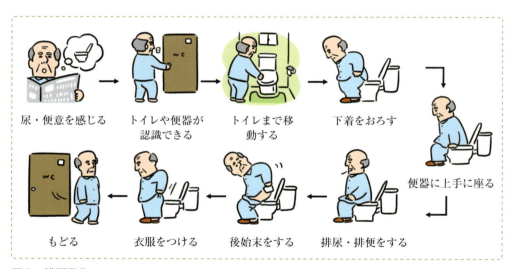

図5 排泄動作

ています。なんらかの障害を受け、1人でこれらの排泄動作ができなくなると排泄介助が必要となることで、介助を行う家族にとって介護不安感が強い動作といわれています[4]。

　排泄動作が自立するかどうかによって、在宅復帰できるか否かの条件の1つになるとされており[5]、排泄動作は重要な課題となります。

3 生活環境

自宅の環境やその人それぞれの身体機能の状態、独居高齢者や老々介護の問題など家族の介護力によって大きく状況は異なります[6]。

家屋やトイレ改修、福祉系の支援手続きなどは思いのほか時間を要すこともあり、退院後の生活環境や排泄自立に向けて必要な支援の把握と、介護スタッフとの連携を図っていくことで患者・家族の不安を和らげ、円滑な退院につながる[7]と考えます。

4 排尿リハ・ケアチーム

当院では排尿リハ・ケアチームがあり 2016 年より活動を開始し、下部尿路機能回復のための包括的ケアを行っています。

排尿自立指導に関する診療計画書（図6）をもとに当院での用紙を作成し、オムツ使用者以外の患者さん全員に入院当日から翌日までに排尿評価を行います。その際はフロー（図7）に沿って排尿障害を有する患者さんを抽出しています。

5 入院時尿道留置カテーテル留置中の患者さん

入院時カンファレンスで絶対的適応か相対的な適応か医師と相談して判断し、可能な場合は尿道留置カテーテルを抜去していきます。その後はフローに沿って排尿日誌に排尿時刻、1回排尿量、尿失禁の有無、尿意、失禁量、残尿量、飲水量を記録して排尿評価を行います。

排尿評価後は結果をもとに排尿リハ・ケアチームでカンファレンスを行い、必要時は泌尿器科回診につなげています。

6 尿道留置カテーテル抜去後

泌尿器科医師回診後、内服開始となれば副作用の出現や発熱、血圧など体調変化に注意して観察していきます。また、尿道留置カテーテル抜去後の手順を確認し、フローに沿って評価を行い排尿日誌の記録を行います（図8）。

当院の取り組み

1 当院で使用している排泄チェック表

当院で使用している排泄チェック表を図9に示します。この排泄チェック表は、入院翌日に受け持った看護師が記入し、完成させます。

排泄チェック表から残尿が多いことがわかった場合は、尿道留置カテーテルを留置して泌尿器回診まで経過をみていきます。排尿障害が疑われる場合には、主治医へ泌尿器科診察の必要性を相談します。

A 排泄チェック表の記入方法

排泄チェック表は、排泄介助を行った多職種のスタッフが記入を担当します。尿

排尿自立指導に関する診療計画書

ID　　計画作成日　　記入看護師

氏名　（　　）　歳　主疾患

尿道カテーテル留置日　年　月　日

留置管理の状況　□ 1. 絶対的な適応（尿量測定・局所管理）　□ 2. 相対的な適応

※留置の管理状況が「2. 相対的な適応」であった場合のみ、以下のアセスメントを行う。

① 下部尿路機能障害の症状を有する患者の抽出

＜尿道カテーテル抜去後に下部尿路機能障害が予想される場合＞

尿閉/排尿困難（残尿量100ml以上）		「ある」が1つ以上の場合、排尿ケアチームに相談する
尿失禁		

＜尿道カテーテル抜去後に下部尿路機能障害がある場合＞

尿道カテーテル抜去日	令和　年　月　日	「ある」が1つ以上の場合、排尿日誌と残尿量測定後に、排尿ケアチームに相談する
尿閉		
排尿困難（残尿量100ml以上）		**②下部尿路機能評価のための情報収集**
尿失禁		排尿日誌記録日　年　月　日
重度の頻尿（15回以上/日）		残尿量　ml

③－1. 下部尿路機能障害の評価　　日付　年　月　日

メンバー（　　）

	スコア		
排尿自立度	移乗・移動		正常か異常かの判断
	トイレ動作		日中の排尿回数：7回以下（8回以上は昼間頻尿）
	収尿器の使用		
	パッド・おむつの使用		夜間の排尿回数：2回（3回以上は夜間頻尿）
	カテーテルの使用		
下部尿路機能	尿意の自覚		蓄尿量：150～200ml以上
	尿失禁		残尿量：50～100ml以下
	24時間排尿回数（　/日）		
	1回排尿量（　ml）		
	残尿量（　ml）		
排尿自立度（0）点＋下部尿路機能（0）点＝合計（0）点			

③－2. 排尿自立に向けた計画策定

＜排尿ケアアセスメント＞　詳細はカンファレンス記録参照

□ 蓄尿障害　□ 排出障害
□ 腹圧性尿失禁　□ 切迫性尿失禁　□ 混合性尿失禁　□ 溢流性尿失禁　□ 機能性尿失禁
□ 問題認めない

④包括的排尿ケア計画

	項目		計画
看護計画・リハビリテーション	排尿自立		□ 排尿用具の工夫　□ 排尿しやすい姿勢の工夫　□ 衣類の工夫　□ トイレ環境の工夫　□ 移動・排尿意欲への支援　□ 寝具の素材の工夫　□ 運動機能訓練（関節可動域拡大、座位保持、排泄に関する動作訓練）　□ 動作に合わせた補助用具の選択、環境整備、介助方法の工夫
	下部尿路機能	頻尿・尿失禁	□ 生活指導　□ 膀胱訓練　□ 骨盤底筋訓練
		尿閉・排尿困難	□ 間欠導尿　□ 自己導尿／間欠式バルーンカテーテル
		尿意の問題	□ 排尿誘導　□ 超音波補助下排尿誘導法
薬物療法			
泌尿器科による精査・治療			

社会医療法人敬和会　大分リハビリテーション病院

図6　排尿自立指導に関する診療計画書

量は「＋」「－」を用いて記入し、便性状についてはブリストル便スケールを使用します。備考欄には、排泄が行われた場所（オムツ内やトイレ）を記載してください。また、患者さんが下剤を内服したり、グリセリン浣腸を行ったりした場合、その情報も備考欄に記入する必要があります。

チェック表は車椅子や歩行器にかけておき、排泄介助を行ったスタッフがその都

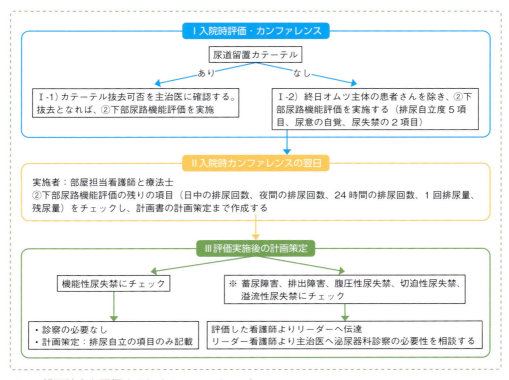

図7 排尿障害を評価するためのフローチャート

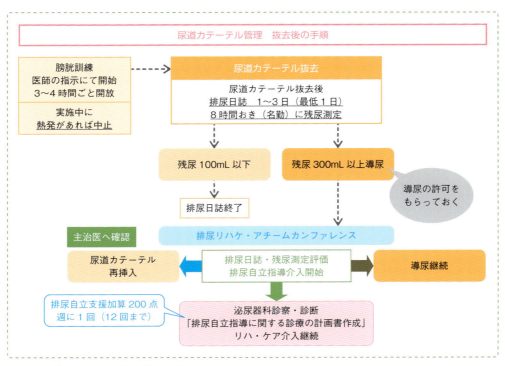

図8 尿道カテーテル抜去後の手順

B章│ADLごと！ 入院時期別のすること

氏名　　　　　　　　　　様

日付	時間	尿	便	失禁	便性状	尿意	備考
例	6:00	+	−	尿		−	オムツ
	10:00	++	−	尿		+	トイレ自尿
	14:00	+++	母指大	−	5	+	トイレ
	19:30	−	多	+	7	−	オムツ

【ブリストルスケール】

7	6	5	4	3	2	1
水様便	泥状便	やや軟らかい便	普通便	やや硬い便	硬い便	コロコロ便
水のような便	形のない泥のような便	水分が多く、やや軟らかい便	適度な軟らかさの便	水分が少なく、ひび割れている便	短く固まった硬い便	硬くコロコロの便（兎の糞のような便）

日付	時間	尿	便	失禁	便性状	尿意	備考

図9　排泄チェック表

度記載するようにしてください。

B 排泄チェック表のメリット

排泄チェック表には多くのメリットがあります。まず、排泄の有無をチェックすることができ、排尿回数や排泄時間も確認できるため、頻尿や夜間頻尿の症状を把握することが可能です。また、患者さんの尿意や便意の有無を知ることができ、失禁なく排泄ができれば、適切なタイミングでトイレへの誘導が可能になります。これにより、誘導時間の設定がしやすくなります。さらに、排尿回数が少ない場合には飲水不足が予測され、早期の対策が取れます。

便の形状、失禁の有無、排泄場所も記録できるため、詳細な排泄状況を把握するのに役立ちます。下剤を内服中の患者さんについては、排便形状をもとに下剤の過不足を判断でき、排便周期を把握することもできます。

また、排泄チェック表に記入を行い、気になる点があればすぐに排尿ケアチームに相談しましょう。

表2　排泄状況の確認事項

オムツの場合	● 尿意・便意の有無 ● 1回排尿量 ● オムツ交換の回数 ● ADL状況 ● 歩行可能かどうか
リハビリパンツ	● 失禁の有無 ● 1回の排尿回数 ● 1日の排尿回数 ● ADLの状況 ● 夜間の排泄
尿道留置カテーテル	● 入院前の排泄状況と泌尿器科受診歴の有無 ● 尿道留置カテーテル留置の理由 ● 1日排尿量と飲水量 ● 今後抜去できるか
排便状況	● 便意の有無 ● 失禁の有無 ● 排便回数、排便周期 ● 下剤の使用

 排泄から考える！　入院前期のかかわり

1 排泄状況を知る

　入院前期には、排泄状況を知ることが重要です。患者さんがオムツやリハビリパンツを着用しているか、尿道留置カテーテルを挿入しているか確認し、排便状況を観察しましょう。

　リハの患者さんでは、原疾患の影響でもともと尿意や便意の感覚障害を有することが多く、普段は問題なく排尿、排便ができていても、便秘が増強すると尿道括約筋の弛緩も起こりにくくなり、排尿困難が増強すると考えられます。

　また、逆に便秘などによる直腸の拡張が膀胱容量の低下を来し、頻尿や尿失禁など蓄尿障害の原因となることもあります。さらに便秘時は薬剤の吸収障害も生じ、原疾患の治療にも影響するため、排便コントロールは下部尿路症状改善のためにも重要となります[3]。

2 入院前期の当院での取り組み

　患者さんの排泄状況を詳細に把握するため、いくつかの取り組みを実施しています。まず、オムツを使用していない患者さんに関しては、1回の排尿量や残尿量の計測を行い、あわせて1日の排泄回数も記録します。

　また、患者さんが尿意や便意を感じているかどうか、そして失禁の有無についても確認します。

排泄から考える！　入院中期のかかわり

　ある程度の尿意や便意があれば自排尿も可能なことも多く、トイレへの移動、便座への移乗動作を獲得することで、排泄自立の獲得が可能です[8]。入院中期のかかわりなどで患者さんの排泄機能改善状況を把握し、退院後の生活がスムーズに送れるよう準備していくことが大切です。

1 排泄に必要な動作の確認

　排泄に必要な動作の確認について、以下のポイントに注意して行います。まず、起居や立位動作が問題なく行えるかを確認します。次に、立位および座位の安定性を評価し、同時にそれぞれの姿勢での耐久性を確認します。

　さらに、排泄に必要な一連の動作に対する介助量を把握します。具体的には、靴を履く、装具を装着する際の介助、起居動作、端座位から立ち上がる動作、座位や立位での動作、排泄後の後始末、そして移乗・移動動作の各段階でどれだけの介助が必要かを確認します。

2 トイレ誘導開始

　トイレ誘導を開始する際の手順は以下の通りです。まず、患者さんの体調と排泄意欲を確認します。次に、患者さんの自尿の有無、1日の尿量、生活パターンを考慮してアセスメントを行います。これらを踏まえ、適切なタイミングでトイレへの声かけと誘導を行います。

　また、環境を調整し、安全を確保することが重要です。さらに、適切な介助を行うとともに、患者さんのプライバシーを確保することも忘れないようにします。

　排泄チェック表や超音波膀胱内尿量測定器を使用して、排尿間隔を把握しながら、これらの情報をもとに、より効果的なトイレ誘導を実施します。

3 入院中期の当院での取り組み

　尿・便意があり、排泄動作が獲得できてくれば病棟でもトイレ誘導を開始します。必要以上の介助をせず、患者さんの残存機能にあわせて、できることは自分で行ってもらい、できないことを介助していきます。そのため、トイレやポータブルトイレ使用開始前に療法士より動作伝達があります。「なにができるのか」「なにができないのか」という視点で評価を行い、過介助とならないように適切な介助を行っていきます。

　まずは昼間からトイレ誘導を開始して、動作が安定してくれば夜間のトイレ誘導を開始します。夜間のトイレ誘導が開始されたら、睡眠不足や疲労感から日中のリハに影響がでていないか注意して観察していきます。

4 排泄動作の安定後、いよいよ自立を目指します

　排泄動作の介助や見守りを行いながら、介助量の軽減や見守りだけで排泄動作ができるようになれば、自立で行えるか看護師・介護士・療法士で評価を行い、自立へ変更します。ただし、歩行補助具が歩行器や杖へ変更があった場合は、その都度評価を行い、必要によっては安全に歩行できるまで見守りを継続し転倒予防につとめていきます。

　また、無理に自立をゴールとせず、1人介助で安定した排泄動作の獲得を目指します。

排泄から考える！　入院後期のかかわり

1 いよいよ自宅退院にむけて〜ADL 改善状況の確認と退院指導〜

　排泄介助が必要な場合は、看護師や介護士、療法士とともに患者さんの現在のADL 状況から家族指導の内容を検討し、退院までに習得する目標を決定後、指導を開始していきます。また多職種が担当している栄養・薬剤・口腔ケアなども役割分担をしながら指導をすすめていきます。

　指導内容は患者・家族の理解度などすぐに評価を行いながら、繰り返し計画を修正してかかわることで、個別性や専門性の高い患者・家族指導につなげることができます[9]。

2 家族指導

　自宅へ退院する以外に、施設から外泊して自宅でいっしょに過ごすこともあるため、まず患者さんの病棟での排泄の様子を伝え、家族と相談してどこまで介助ができるのか確認しておくことが大切です。

　家族へは、排泄動作や排泄前後の ADL 介助方法のほか、夜間や早朝の排泄介助方法や注意点を伝えましょう。

　患者・家族に伝達する必要がある項目は次のとおりです。

A オムツ使用

　オムツ交換時の必要物品、交換手順と後始末について患者・家族に説明し、オムツの種類と必要なパット類を伝えます。

　排泄パターンから夜間の交換回数や夜用パッドの検討を行い、入院中から使用することで退院に備えましょう。

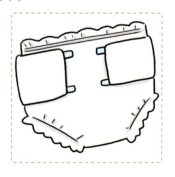

B 福祉用具の利用
ポータブルトイレ、尿器や安楽尿器の使用方法や準備・後片付けなどの清潔管理方法を説明します。

C 緊急連絡先の準備と共有
便秘や尿閉など、緊急時の対応策を説明します。

D 排便コントロールについて
排便は食事や水分の摂取、薬剤などをはじめとし、生活習慣なども大きく関係しているため、薬物療法だけではなく、食事、生活習慣や排便習慣の指導も必要になります[10]。朝食の摂取、十分な水分、腸管内で発酵する食べ物の適度な摂取など、水溶性食物繊維と不溶性食物繊維をバランスよく摂取することを目指していきます。

E 尿道カテーテル管理の説明
カテーテル挿入部の発赤や腫脹の確認と清潔保持について説明します。

F 尿バッグの管理
尿の逆流防止のため、尿バッグはつねに膀胱より低い位置に保つこと、尿バッグとカテーテルの接続部位がしっかりと固定できているか確認することを説明します。

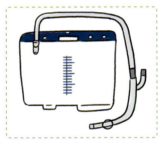

G 尿バッグの排泄
尿バッグが半分以上溜まったら破棄する必要があります。尿を破棄する際は手袋を使用して、排出口を清潔に保つよう指導します。

H 定期的なカテーテル交換の必要性
医師に指示に従ってカテーテルを定期的に交換するよう指導します。

I 異常の早期発見と対応
発熱、悪寒、腰痛、膿の混じった尿や強い尿臭があった場合や、カテーテルが詰まった場合、尿の流れが止まった場合はただちに医療機関の受診・または訪問医師や看護師に連絡するよう指導します。

J 自己導尿
膀胱内の尿を自然に排出することが困難な場合に適応が考慮されます。しかし、たとえ高度な尿排出障害が認められても、カテーテルを把持することが困難な場合やCIC（清潔間欠自己導尿）の方法を理解するための認知機能に障害が認められる場合には、CICの導入がむずかしい場合があります。

そのためCICの導入を検討する場合は、下部尿路機能だけでなく、身体機能や認

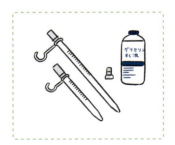

表3　自宅退院の場合と施設退院の場合の検討・確認事項

退院先	検討・確認事項
自宅の場合	●排泄は自立できているか ●夜間の排泄回数や歩行状態の把握 ●失禁回数、失禁量、失禁後の後始末に介助が必要かどうか ●必要な装具・補助具の検討 ●手すりの位置、トイレの場所や移動手段の確認 ●段差や距離での転倒リスク評価
施設の場合	●患者・家族の意向を汲みとる ●排泄パターンと排泄動作介助場面の把握と申し送りを前もって見学を行い、転倒リスクや危険個所の把握と援助方法の検討を行う

知機能などを十分に考慮する必要があります[11]。入院中よりCICが開始となれば、必要性を十分に説明し理解をしてもらい、手技の指導を行い、患者さん本人が手技を獲得しておくようにしましょう。

　また、CICの必要性と注意事項、自己導尿に必要な物品、手順と清潔操作の必要性、異常の早期発見と退院後の泌尿器科受診について、説明する必要があります。

3 退院先の決定

　退院先を決定する際、自宅退院と施設退院の場合の検討・確認事項を表3に示します。

おわりに

　回復期リハ病棟では、病棟生活においてもチーム協働によって排泄自立支援を含め、患者さんのADLを向上させ、在宅復帰・社会参加を促進することを意識した効率的なプロセスが大切です[5]。

　排泄動作は、ただ単に尿や便を排出させることだけではありません。尿意や便意を感じてトイレに行く動作から始まり、ズボンを脱いで便座に座り、排泄後は後始末をしてズボンをはいて部屋に戻るという一連の動作をいいます。

　一連の動作の中で、どの部分に介助が必要かにより、自宅に退院するにあたって家屋やトイレ改修、福祉の支援の調整に時間を要すこともあります。家庭環境を見据えて退院後の生活環境や排泄自立に向けて必要な支援の把握を行い、家族や介護支援スタッフと連携を図っていくことが必要になります[7]。

　そのため、入院初期から排泄自立を考慮し、リハで獲得した動作を生活の場である病棟で実際に行いながら、評価や必要な部分での介助を繰り返し行うことで動作能力が獲得でき、退院後の生活場面へと置き換えていくことでスムーズな退院ができるような支援が必要だと考えます。

B章 | ADLごと！　入院時期別のすること

[引用・参考文献]

1) 看護roo！．現場で使える看護知識：排泄とはなんだろう．https://www.kango-roo.com/learning/3264/（2024年6月閲覧）．
2) 西村かおる．病棟で使える！排便アセスメント．NPO法人日本コンチネンス協会．2015．
3) 柳内章宏．排尿機能障害へのアプローチ：下部尿路機能障害以外に起因する排尿障害．リハビリナース．10（1），2017，32．
4) 杉浦徹ほか．回復期退院時の移動手段が車椅子となった脳卒中患者に求められる自宅復帰条件：家族の意向を踏まえた検討．理学療法科学，29（5），2014，779-83．
5) 渡辺光子．19-20年版福祉住環境コーディネーター®2級短期合格テキスト．東京，日本能率協会マネジメントセンター，2019，272p．
6) 江口梓．住宅改修のギモン脳血管障害者．リハビリナース．13（5），2020，54．
7) 夏目修．排尿機能障害へのアプローチ：神経因性下部尿路機能障害．リハビリナース，10（1），2017，21．
8) 田中慎一郎．残尿．リハビリナース．13（5），2020，17．
9) 高沖貞子．トイレの訓練や介助：排尿日誌と看護計画．リハビリナース　MCメディカ出版 Vol.13 no.05 2020 25
10) 谷口真弓．排便コントロール．リハビリナース．10（1），2017，59．
11) 田中純子．"間欠自己導尿"．新版：排泄ケアガイドブック．日本創傷・オストミー・失禁管理学会編．東京，照林社，2021，185．

3 移乗・移動

農協共済別府リハビリテーションセンター 看護・介護部 部長／回復期リハ看護師●後藤恵美
同 看護主任／回復期リハ看護師●松川千鶴
同 看護課長／回復期リハ看護師●赤山亜紀

移乗・移動支援は退院支援につながる

人が生きていくために欠かせない基本的行為に食事・排泄があります。また、洗面や歯磨きなどの整容や入浴、そのほかの環境を整えて身体を清潔に保つことも重要です。それらは自宅のリビングや寝室、洗面所、トイレ、浴室に移動して行われます。移乗・移動を支援することは、患者さんが退院後生活を維持していくうえで大切な視点となります。

1 自力で移乗できない場合の介助方法

脳卒中や脊髄損傷などの疾病による麻痺などの障害で自力での移乗が困難な場合、ベッドから車椅子への移乗を次の方法で行い、離床を図ります。

❶車椅子を患者さんの健側（右麻痺なら左側）に30〜45°の角度でベッドにつけます。（車椅子のブレーキがかかっていること、フットレストが上がっていることを確認）。

❷ベッドの高さを車椅子よりすこし上げておきます。

❸患者さんの殿部を座面の前方に移動し、健側上肢で介助者の首に手を回してもらいます。介助者の足は患者さんの膝の間に入れ、両手は腰を持ちます。

❹体幹を十分に前傾させ、声をかけてタイミングをあわせながら立ち上がるようにします。立位時には介助者の腰に患者さんの下腹部が密着するようにします。

❺介助者の身体を右回りさせ、殿部が車椅子の座面に向いたら着座します。

❻着座後麻痺側に傾いていないかを確認します。傾いている場合は殿部の位置を調整します。

❼体型にあった車椅子を選定するように療法士に相談しましょう。

※座位保持ができる患者さんや2人介助で座位がとれる患者さんは、スライディングボードを使用することで移乗動作がスムーズに行えます。（図1）
スライディングボード使用時は前に滑り落ちないように注意が必要です。

2 体位変換の介助方法

重度の麻痺や意識障害などによりベッド上で自力での移動が困難な場合、ベッドに寝たきりにならないように体位変換の介助を行います（図2）。

患者さんの肩から殿部にかけてスライディングシートを使用して側臥位にします。

B章 | ADLごと！ 入院時期別のすること

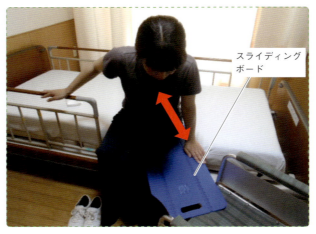

図1 ベッド車椅子間の移乗

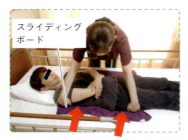
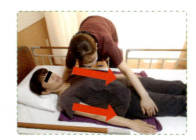

図2 ベッド上での移動（体位変換）

　スライディングシートを使用することでスムーズに介助ができ、患者さんにとっても介助者にとっても負担が少なくなります。移動の際、麻痺側がベッド柵にぶつかったり、ベッドから落ちたりしないように注意が必要です。

　介助時はベッドの高さを調整して患者さんの身体に近づき、腰に負担がかからないようにしましょう。

3 立位動作の方法（図3）

A 立位動作のポイント

- 起立：前上方へ重心移動（足を引いて、お辞儀をさせながら立ち上がる）
- 立ち上がり動作において重心を前方移動するとき骨盤が後傾しないように留意する
- 立位保持：両足底のみの支持基底面（肩幅に足を開く）
- 方向転換：1点の支持面でバランスを保つ（起立する前に、着座する方向にお尻を近づける）
- 着座：重心が後下方に動く（お辞儀させながら座る）
- 着座動作では殿部を過度に後方に下ろさないようにする

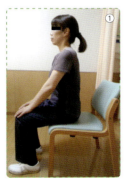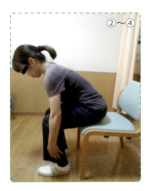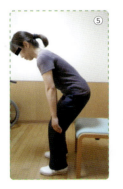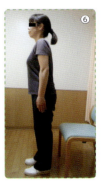

図3　立位動作
①お尻を前に出す　②上半身を前にたおす　③足を手前に引く　④お尻が自然と浮いてくる　⑤身体を起こし、膝を伸ばす　⑥「楽に立ち上がれた！」

- 動きを伝えやすく、安心感を与えることにもなるため、介護者と患者さんの身体の接触面を広くする

4 移動できる身体機能を維持する方法

　オムツを使用して排泄する行為はだれもが不快を感じます。ズボンや下着の着脱動作やベッドから移乗できる身体機能があれば、オムツよりポータブルトイレを使用するほうが快適に排泄を行えます。さらに、トイレまで移動が可能であれば、落ち着いて排泄することができます。このように、移動するという行為は生活を快適に過ごすために重要です。

　移動は身体の態勢を変える動きを連続して行うので、筋力を保ち、骨を丈夫にし、関節の動きをスムーズに動かせるよう身体機能を維持する必要があります。移動することは、身体機能を維持し健康を保ち動作が可能となります。可能な場合は、片足立ち左右1分ずつ、かかとおとし1日30回などの運動を自主訓練で取り入れてみましょう。

　当院では、歩行リハビリテーション（以下、リハ）支援ロボット「ウェルウォーク」（図4）や上肢機能訓練用ロボット「ReoGo®-J」などの最新のリハビリ機器を導入しており、歩行や身体バランスを保つことがむずかしい患者さんや、肩・手などの上肢を動かしにくい患者さんでも、早期からの歩行練習や上肢の運動練習を十分に行うことができます。当院のYouTubeでも紹介していますので、よろしければ動画をご視聴ください。

退院支援で問題になりやすいこと

　患者さん側の要因として、とくに高齢者は入院が長期化すると病院に対する依存

B章｜ADLごと！　入院時期別のすること

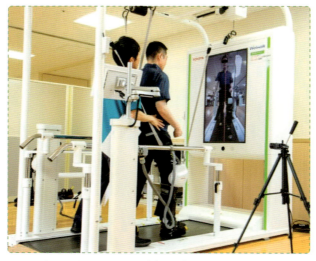

図4　ウェルウォークでの歩行訓練

心が生じ、医療従事者がつねにそばにいないと不安になります。また、病状の進行や障害を受容することができず、患者さんが「もとどおりに治ったら退院する」と言うこともあります。

　経済的要因も退院支援に大きく影響します。家族側の要因には、住宅環境、介護生活への不安・問題、高齢夫婦、独居、入院前から支援や介護が必要な状態、経済力の問題があります。「今まで介護してきて、もう限界」「こんな医療処置下では無理」「急に家で具合が悪くなったらどうするの？」「高齢だし、介護に自信がない」といった不安があります。

　チームで情報を共有して退院支援の方向性を一致させるとともに、患者さんや家族ともイメージを共有しましょう。退院支援に必要な情報を収集し、早期にカンファレンスを開催し、患者さんや家族のニーズのアセスメントをしていくためには、チームアプローチが重要です。

入院初期にすること

1 転倒リスクを把握する

　入院時にカンファレンスで多職種がそれぞれの視点から転倒リスクについての情報共有を行い、患者さんにあわせたベッド周囲の環境設定や移動手段の選定を行います。とくに入院後1週間は環境に慣れてない場合が多く、転倒・転落が起こりやすいので注意が必要です。

当院では入院時に行動制限フローチャートを担当看護師が記入し転倒リスクをアセスメントし（図5）、1カ月ごとに転倒リスクを評価しています。行動制限対象患者さんは2週間に1回の行動制限カンファレンスを行って変化を把握し、状況に応じた環境設定の変更を行っています。また、転倒スコア別に看護計画を立案し、対象の患者さんには転倒予防パンフレット（図6）で指導して注意喚起を促し、転倒防止に努めています。

A 転倒・転落発生時の対応

転倒・転落発生時は図7の対応シートに沿って対応していきます。担当チームで転倒カンファレンスを開催して転倒・転落に至った問題を探り、改善に向けた対応策を話し合い、安全に移乗・移動ができるような支援につなげていきましょう。

B ベッドサイドでの転倒の原因

❶転倒がもっとも多く発生する場所は、ベッド周囲です。ベッドから車椅子、車椅子からベッドへ移動するときや車椅子から立ち上がる際は、ブレーキなどの安全確認を十分行うように患者さんに説明します（図8）。

❷衣類ケースから服やタオルを取ろうとしたり床頭台からメガネやリモコンを取ろうとして無理な体勢になり、バランスを崩して転倒するケースも多いです。かならずナースコールを押すように説明します。

❸床に落ちた物を拾おうとして転倒することもあります。物が落ちたときは、無理に自分で取ろうとせず、遠慮なく職員に声をかけるように説明します。

C 車椅子の移乗はかならずブレーキを確認する

ベッドから車椅子・車椅子からベッドに移る場合は、かならずブレーキがかかっているか確認が必要です。車椅子のブレーキにはⓐ引くタイプ、ⓑ押すタイプ、ⓒ両方のタイプなどいくつか種類があります（図9）。ブレーキのかけ忘れは転倒につながるため、注意しましょう。

D 車椅子の乗降方法

車椅子に乗る前にかならずブレーキがかかっていることを確認します。ブレーキがかかっていない状態で座ると、車椅子が動いたりして尻もちをつき、尾骨骨折などにつながるおそれがあります。

足置きは上に畳んだ状態で座り、座ったあとに足置きを下に降ろし、足を乗せます。足置きに足を乗せた状態で座ろうとすると、車椅子が前に傾いて転倒の原因になるため注意が必要です。また立ち上がる際も同様に、足置きから足を降ろして立ち上がるようにすることが大事です。

そして、車椅子乗車中は、深く腰かけ車椅子から滑落しないように注意することも必要です。

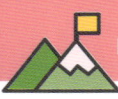

行動制限・常時見守りフローチャート

ID：　　　　　氏名：　　　　　入院日：　　　　　評価日：

チェック
あり
□に1つでも
該当すれば
チェック
なし

【スタート】
- □　意識に何らかの障害がある
- □　認知症や認知の低下（高次脳）がある
- □　治療上の安静が図れない
- □　身体にカテーテル類等の医療器具を使用している

□　行動制限なし

【標準予防対策】
対象：行動制限不要の患者全て
- □　ベッド周囲の環境を整える
- □　ベッドを適切な高さに設定する
- □　踵のある靴を履く（スリッパは使用不可）
- □　ナースコールは手の届くところに設置する
- □　転倒予防パンフレットを用いて説明する

- □　筋力の低下がある
- □　移動・歩行時のふらつきがある
- □　立位・座位のバランスが不良
- □　移乗・移動に介助必要
- □　転倒の既往がある
- □　1人で手足を動かすことができる
- □　1人で起き上がることができる
- □　動作が性急　又は　失行があり不安定
- □　環境の変化に伴う認知面・精神的混乱がある
- □　認知症薬　又は　抗精神病薬を服用している
- □　遠慮がち　又は　自己能力過大評価する性格

【常時見守り】
（1点）
- □　落ち着かない言動あり
- □　抑制が効かない
- □　夜間せん妄がある
- □　病識がない
- □　複数回転倒歴あり

（3点）
- □　離棟歴・徘徊がある
- □　異食がある
- □　写真配布対象患者
- □　治療上の安静・指示が守れない
- □　治療上、生命に影響するライン・チューブがあり、自己抜去する可能性がある又は抜去歴がある

- □　カテーテルやスタッフコール類等を無意識に触り生命の危機がある
- □　危険認知力・判断力が低い
- □　スケジュール以外で目的無く行動しようとする
- □　スタッフコールを自ら押す事ができない又は　押さない、押すのを忘れる
- □　スタッフコールの必要性が理解できない押しても、スタッフを待てない

評価：　　　点
3点以上　常時見守りあり　□
3点以下　常時見守りなし　□
※ナースコール板の名前下に斜線を引く
　病棟日誌に入力

□　行動制限・身体拘束実施　あり

※2週間に1回：行動制限カンファレンスを実施
　毎週：看護計画評価実施

【注意事項】
- ・行動制限開始：主治医より行動制限の必要性と種類について家族へ説明・同意を得た後に指示を出し、看護師は電子カルテ内の行動制限に関する説明同意書に日付を記入し、家族より署名をもらい看護記録に残す。
　行動制限カンファレンスの記録を残す。
- ・行動制限変更・終了：チーム内で行動制限中止・変更となった場合は主治医へ「終了」又は「変更」の指示を依頼し、家族へ「終了」又は「変更」の説明、記録を行う。行動制限カンファレンスの記録を残す。
- ・毎日観察を実施するため、電子カルテの患者ノートの観察項目を選択し、毎日（日勤・夜勤）チェックを行う。
- ・評価は入院当日には黒字で記入、夜間の状況も含め観察し入院一週間以内に再評価を実施し赤字で追加する。
- ・行動制限を変更・解除時はフローチャートを新規（2枚目作成）で評価し電子カルテ内の情報の修正を行い、看護記録を残す。

作成年月：令和元年8月
改定年月：令和3年10月

図5　行動制限フローチャート

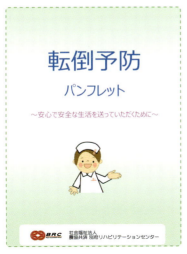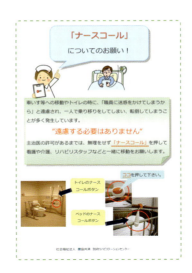

図6 転倒予防パンフレット

E 転倒・転落の防止

　起床直後や消灯後、睡眠薬などを飲んだ後は転倒しやすくなっています。また、介助を要す患者さんには、トイレに行くときは1人で無理をせず遠慮なく職員を呼ぶように説明します。トイレ終了後もナースコールを押して職員を呼び、職員がトイレに到着するまでに時間を要す場合もあることを伝え、かならず職員が来るまで便座に座ったまま待つように説明します（図11）。ナースコールに手が届かない場合は、棒などでナースコールが押せるように工夫することも大切です。

F はきものにも注意

　当院では滑りやすく転倒につながるおそれがある「スリッパ」は使用禁止とし、靴の使用をお願いしています。
　靴は足の大きさにあったものを選び、かかとまできちんと履くことが大切です。また、靴を履くときに前かがみになってバランスを崩すことがあるので、患者さんが靴を履く際には職員を呼ぶように説明しています。

2 環境設定や介助方法を統一する

A 室内環境や移動補助具を整備する

　入院中は生活環境の主体が居室となるため室内環境が大切です。ベッドの高さ・ベッド周囲の環境、トイレ・便座の状況、手すりの位置・照明、履物、患者さん周囲の物品の配置は適切か、移動補助具は患者さんにあったものが選択されているか、患者さんの自立度にあわせた配置となっているかが重要です。
　転倒を繰り返す患者さんは、疾病による影響だけではなく、「環境によるものではないか？」という視点をもち、チームで協働し支援していくことが重要です。

B章｜ADLごと！　入院時期別のすること

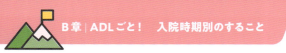

図7　転倒後の初期（6時間）対応シート

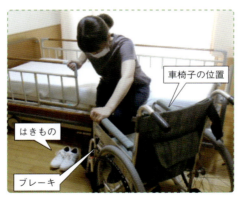

図8 移乗動作時の確認事項

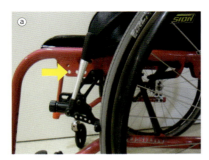
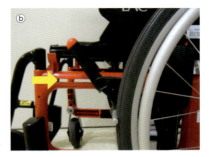
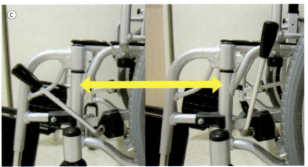

図9 車椅子のブレーキ

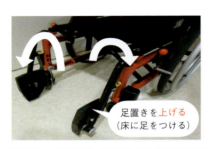
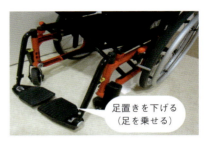

図10 車椅子から乗降する際の足置きの設定

B章 | ADLごと！　入院時期別のすること

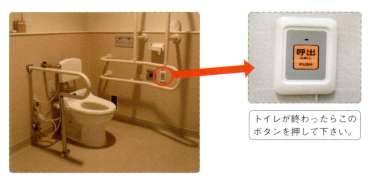

トイレが終わったらこのボタンを押して下さい。

図11　トイレの環境

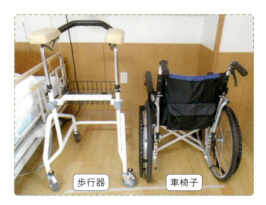
歩行器　　車椅子

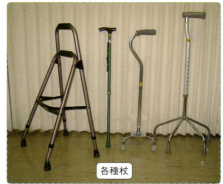
各種杖

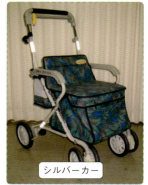
シルバーカー

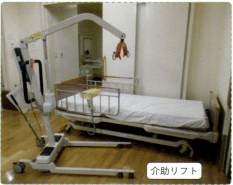
介助リフト

図12　移動補助具

　リハがすすむにつれ、患者さんのADLが向上して移動形態も変更していきます。入院時は車椅子でも歩行能力が向上して歩行器での移動が可能になり、その後杖を使えば自力で歩行できるなど移動補助具も変わってくるため（図12）、個々の患者さんのADLにあわせて補助具を選定することが必要です。

B シールを使った介助を統一する工夫

当院ではスタッフ全員が同じように介助するための方法を統一する工夫として、車椅子や歩行器にシールで目印をつけています。介助がいる場合は赤いシールに「介」と表示し、見守りが必要な場合は黄色いシールに「見」と表示し、院内で共通認識しています（図13）。

C 歩行動作チェックシートを用いた多職種による評価

歩行車歩行自立に向けた評価については、歩行動作チェックシート（図14）を用いることで病棟スタッフ、担当ではない療法士が介入しても同じ視点で評価することができ、患者さんも混乱なく動作を行うことができます。

3 目標設定と計画立案

入院時から患者さんの退院に向けた目標設定と計画の立案が重要です。当院では入院時カンファレンス（図15）、初回（目標設定）カンファレンス（図16）で入院からの経過を踏まえた予後予測と目標設定を行い、チームで共有しています。その後1カ月ごとのカンファレンスを開催し、FIM、ADL、短期目標、退院時目標の確認を行いながら退院支援につなげています。

回復期リハビリテーション病棟（以下、回復期リハ病棟）では、リハ室での「できるADL」から病棟での生活場面の「しているADL」に向けて支援しています。共通の評価指標であるFIMを用いることで、介入方法を検討することができます。そのためおのおのの専門性を発揮し、病棟でのカンファレンスで移乗・移動動作の確認をしています。当院では2週間ごとにFIMを評価し、日々変化する患者さんの状態を把握し、患者さんが自立できるように移乗・移動動作の確認・修正も行っています。

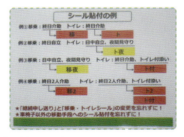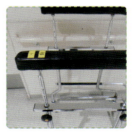

図13 当院で使用している移乗・トイレシール

B章｜ADLごと！　入院時期別のすること

図14　歩行動作チェックシート

入院前期〜中期にすること

1 病棟生活に歩行練習を取り入れる

　トイレ・食事・入浴・整容など、目的に応じて計画的に病棟での歩行練習を取り入れていきます（図17）。まずは居室から食堂間の付き添い歩行から練習を開始し、居室内歩行自立、日中自立、終日自立といったように段階的にすすめていきます。
　歩行練習を始めた患者さんはナースコールを押さず単独で行動してしまうことがあり、予期せぬ転倒・転落につながるケースも少なくないため、再度転倒・転落に

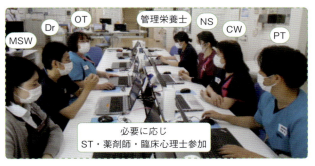

図15　カンファレンスの様子

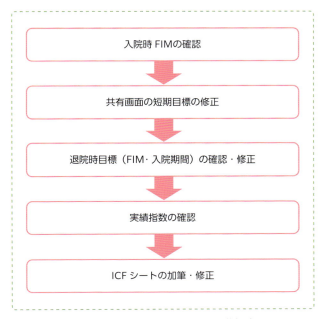

図16　初回（目標設定）カンファレンス進行表
司会者：医師、入力・修正：カンファレンス調整係

ついての注意喚起を行い、歩行の獲得に向けて支援していきましょう。当院では入院中に転倒予防パンフレットでの指導を行っています。

A 洗面所・浴槽での事故を防ぐための工夫

　病院の洗面所や浴室は滑りにくい床になっており（図18）、介助者も付き添うことができますが、自宅の脱衣所や浴室の移動の際は滑って転倒しないように注意しましょう。マットは滑りにくいものを使用し、転倒時の衝撃を和らげる工夫が必要です。

B章 | ADLごと！ 入院時期別のすること

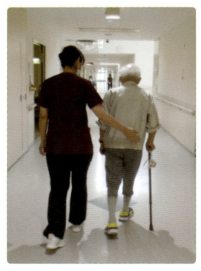

図17　病棟で看護師が行う歩行介助

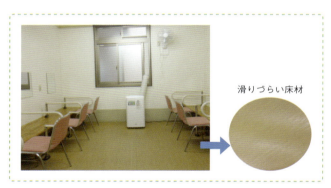

図18　当院の浴室

入院後期にすること

1 退院後の生活の準備をする

　突然の脳卒中や交通事故などは、患者さんはもちろん家族にとってもショックが大きいものです。家族は患者さんに残った障害に直面し、「家で生活していけるのだろうか」と漠然とした先のみえない不安を抱きます。

　私たち医療従事者は家族を介護者としてみがちですが、家族も支援を求めている存在であり、患者さん同様に支援していくという意識をもっておかなければなりません。家族からは「『歩けるようになったら』『身の回りのことが自分でできるようになったら』『1人で留守番ができるようになったら』連れて帰ります」といった言葉をよく耳にします。家族にとっては元気なころの患者さんが本来の姿であるため、

「介護」という役割が加わった生活に変えていかなければならないことを、家族全員が理解できるよう支援することが重要です。

病棟面談、面会時など家族の言動を観察し、多職種で連携をとっていきましょう。外出・外泊訓練を行い、自宅での動作を確認して支援できるようにチームで準備をすすめていきます。外出・外泊時はアンケート（図 19）で自宅での様子を把握し、課題を整理して退院に向けて準備していきます。

A 退院後の生活環境の情報収集

患者さんの自宅の状況によっては、上がり框（がまち）、敷居、トイレの段差、廊下歩行、階段、便座の高さ、ベッドの高さ、食卓の椅子の高さなど車椅子で生活するスペースの確保がむずかしい場合があります。そのため、在宅復帰には補助具を使って「歩く」ことが求められる場合が多くあります。伝い歩き、杖や歩行器を活用しての歩行ができるように訓練する必要があります。

早期に家族へ退院後の生活環境についての情報収集を行い、移動スペースや段差、階段など家屋の状況をしっかり把握し、リハ室でシミュレーションをして実践することが必要です。その後、外出・外泊訓練を行って実生活へ適応するための問題点を整理し、解決策を検討していきます。そして、家族に介助方法を伝達し、介助方

様　ご家族様へ　外出アンケート

自宅でのご様子を踏まえて今後のリハビリに役立てたいと考えております。お手数ですが、今回の外出について以下のアンケートにお答え下さい。
※該当するものに○を付けて下さい。また、気になることは空欄にご記入下さい。

1．屋外の移動
・安全に行えましたか？（安全だった・ふらつきがあった・危ない場面があった ）
・どのような場面で危険と感じましたか？
また、気になったことがあれば、記載して下さい。

2．屋内の移動
・安全に行えましたか？（安全だった・ふらつきがあった・危ない場面があった ）
・どのような場面で危険と感じましたか？
また、気になったことがあれば、記載して下さい。

3．入浴動作
・入浴を行いましたか？（した・しなかった）
・入浴を行った場合・・・
着替え等の準備を含め自身で行えましたか？（手伝った・手伝わなかった）
・どのような場面で手伝いが必要でしたか？
また、気になったことがあれば、記載して下さい。

4．自宅内（日中）での過ごし方はどうでしたか？
・落ち着いて過ごせましたか？（落ち着いていた・落ち着かない場面があった）
・どのような場面で特に落ち着かなくなりましたか？
また、気になったことがあれば、記載して下さい。

5．ご家族の声かけに対し守ることは出来ましたか？
・ご家族の声かけに対し守ることが出来ましたか？（守れた・守れなかった）
・どのような場面で守ることが出来ませんでしたか？
また、気になったことがあれば、記載して下さい。
例）雨が降っているから外に行かないよう声をかけたが外出してしまった。

6．外泊中のスケジュールについて（大まかで良いです）

〈1日目〉
15：00
17：00
19：00
21：00
23：00

〈2日目〉
6：00
8：00
10：00
12：00
14：00

8．その他
・外泊の期間は何をして過ごしていましたか？
また，病前の生活と比べ違うと感じたことや不安なことありませんでしたか？

以上でアンケートは終了です。ご協力ありがとうございました。
今後も吉武様、ご家族様が安心して今後の生活を送れるよう検討させて頂きます。
些細な事でもお気軽にご相談下さい。

ご記入後、病棟スタッフステーションへご提出下さい

令和○年○月○日
別府リハビリテーションセンター

図 19　外出アンケートの 1 例

法について獲得できるように指導をします（図20）。

チームで協働し、多職種の専門性を生かし、家族への働きかけを行いながら退院支援することが患者・家族にとって最良の在宅生活を送る支援につながっていきます。

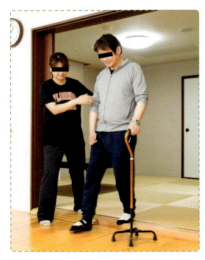

図20　自宅を想定した家族による歩行介助の様子

おわりに

患者さんの状態を把握し能力を生かしながら、患者さんと介助者にとってよりよい移乗・移動方法を選択することが重要です。そして、多職種と連携して支援することが患者さんの能力向上につながると考えます。

[引用・参考文献]
1）蟻田富士子編．リハビリ病棟の疾患・リハ・看護まるごとブック．大阪，メディカ出版，2016，228．
2）永井健太．片麻痺．リハビリナース．11（6），2018，39-40．
3）西田由紀子ほか．回復期リハビリテーション病棟における退院支援：患者・家族の不安軽減に向けた退院前後訪問を実施して．リハビリナース．15（6），2022，78．
4）藤井由記代．回復期で行う退院支援．リハビリナース．15（3），2022，59．

4 整容・更衣・入浴

永冨脳神経外科病院 回復期リハビリテーション病棟 看護主任●**工藤輝美**
同 看護師●**平山康子**

整容・更衣・入浴のポイント

1 洗面は洗面所で、口腔ケアは毎食後実施する[1)]

A 洗面所で鏡を見て身だしなみを整える

　回復期リハビリテーション病棟（以下、回復期リハ病棟）ではつねにリハを意識し、起床時はできるだけベッド上でのタオルによる顔拭きではなく、離床して洗面所で顔を洗う、歯磨きをすることを患者さんに促しています。鏡で自分の姿を見ることで身なりを整えるという意識的な行動を誘発することができるからです。また、身だしなみを整えることで自分らしさをもち、生活リズムを整えて維持することで心理的、精神的自立にもつながります。

　麻痺や高次脳機能障害のある患者さんに対しては自助具を使用したり同じ動作を重ねたりすることで「できるADL」が拡大するよう指導、支援していきます。それに加え、誤嚥性肺炎の予防のために毎食前・後にブラッシングや口腔ケアも行う必要があります（図1）。

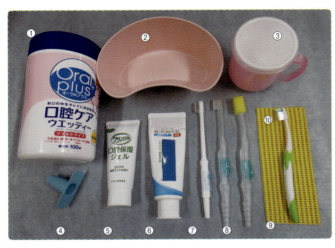

①口腔ケアウエットティッシュ
②ガーグルベースン
③コップ
④デンタルブロック：親指に装着して咬んでもらうことで開口困難な患者さんの開口を維持する
⑤口腔保湿ジェル
⑥歯磨き粉：片手で開け閉めができるワンタッチのパッチンタイプ
⑦吸引付き歯ブラシ
⑧吸引付きスポンジ
⑨一般用歯ブラシ
⑩歯ブラシのすべり止め：歯ブラシを置いて歯磨き粉をつける

図1　口腔ケアに使用する物品の一例

B章｜ADLごと！　入院時期別のすること

2 更衣は朝と夜に行う[1]
A 生活リズムを整え、心も体も健康にする

　　回復期リハ病棟では病前と同様の生活を送るために、終日同じ服を着用するのではなく、朝起きたら普段着に着替え、夜になったらパジャマに着替えることを実施しています。これは生活にメリハリをつけ、更衣が病棟訓練の１つになってリハにもつながります。看護師はできないことのみ支援を行い、患者さん自身ができるように待つ姿勢と見守りを大切にしています。また、退院後の生活を意識して介入し、社会性の獲得を目指していきます。

　　更衣については、麻痺のある患者さんには伸縮性のある素材、着脱しやすいサイズ、前開きやマジックテープを使用した形状、衣服の前後がわかるようタグや印をつける工夫など、まずは自分で着用できる機能性を重視した衣服の選択が必要となります。さらに、患者さん本人のファッションや場合に応じた衣服の選択が刺激の導入となり、自分らしさの発揮や外出する機会にもつながります。

B 片麻痺の患者さんの着衣・脱衣方法

　　片麻痺の患者さんが着衣するときは、上衣・下衣ともに患側から腕や脚を通します。また、脱衣するときは、健側から脱衣するようにしましょう。手順を前開きタイプの上衣の着脱方法、かぶりタイプの上衣の着脱方法、下衣の着脱方法を次に示します。

● 前開きタイプの上衣の着衣方法

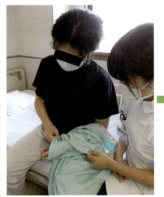

①患側から腕を通す：袖をたぐり寄せ、袖口を広げる

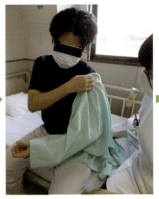

②袖を肩まで通す：肩までしっかりと上げることで後の作業がしやすくなる。

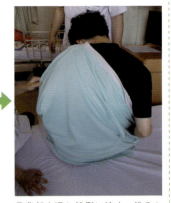

③背部を通し健側に渡す：後ろから健側の手で引き寄せる。

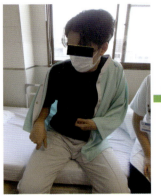

④健側に引っ張り、衣服に余裕を持たせて健側の袖に腕を通す。外旋位になりすぎないよう注意（脱臼予防）

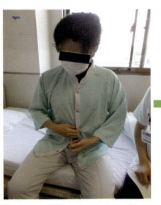

⑤ボタンを閉める：大きいボタンやマジックテープ式が着脱しやすく好ましい

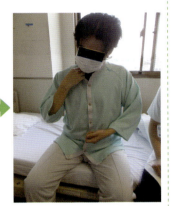

⑥襟など身なりを整え、完了

● 前開きタイプの上衣の脱衣方法

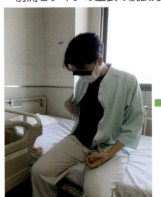

①健側の袖を通す

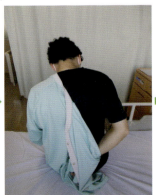

②背部を通し患側へ送る

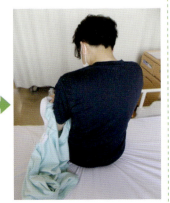

③患側の袖を抜く

●かぶりタイプの上衣の着衣方法

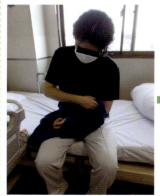
①袖口を広げて患側より通す

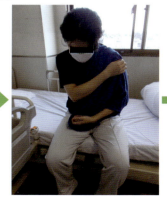
②袖を肩まで上げる

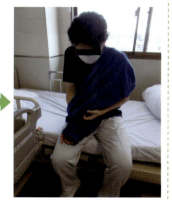
③健側の袖を通す

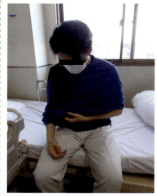
④健側の袖も肩まで上げる。

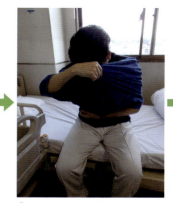
⑤前から後ろへ頭を通す

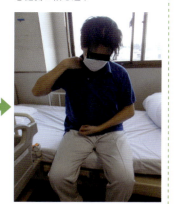
⑥完了

●かぶりタイプの上衣の脱衣方法

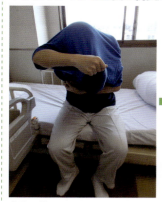
①後ろ襟をつかみ、前へと引っ張って頭を通す

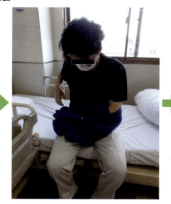
②健側から脱ぎ

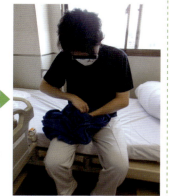
③患側を通す

● 下衣の着衣方法

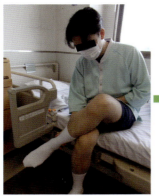
①患側の下肢を健側の下肢の上に組む

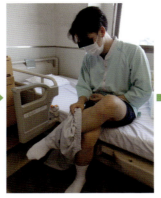
②患側から通す。ズボンの裾をたぐっておくとはきやすい

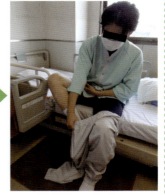
③患側を床におろして健側を通す

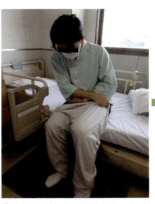
④おしりを左右に浮かせながら上げていく

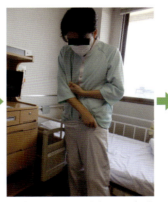
⑤（立位が可能な患者さんは）立位をとりズボンを上げる

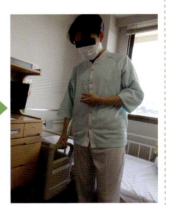
⑥完了

● 下衣の脱衣方法

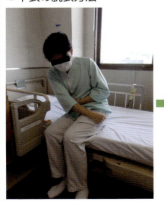
①お尻を左右に上げながらズボンを下ろす

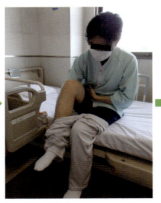
②健側から通す

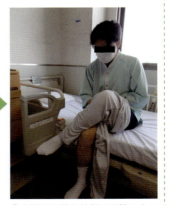
③患側の下肢を健側の下肢の上に組んで患側を脱ぐ

B章 | ADLごと！ 入院時期別のすること

3 入浴は週3回以上かならず浴槽に入るようにする[1]

　回復期リハ病棟ではリハ目的も兼ねて浴槽に週3回以上入れるよう介入しています。入浴には爽快感、疲労回復、リラックス効果があります。また、看護の視点からは感染予防、血流の改善、腸蠕動の促進、関節痛・筋肉痛の緩和や改善、拘縮部の可動域の拡大、褥瘡・創傷の治癒促進などが挙げられます。

　さらに、入浴は身体を洗う、浴槽に入る、浴室内を移動するという動作、入浴行為の一連の流れを行う判断、温度の調節などリハの要素が多く含まれています。

A 患者さんが自分で洗えるように工夫

　患者さんが患側で洗体タオルの片方を抑えながら背部を自分で洗えるように、当院では洗体タオルの持ち手を輪にする工夫を行っています。皮膚をこすりすぎないように、できるだけ泡立てて洗うこともポイントです。

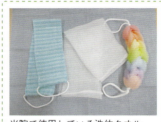

当院で使用している洗体タオル

B 安全に入浴できる環境調整が重要

　入浴中は滑りやすく転倒の危険性があるため、安全面の配慮は不可欠です。入院中から退院後の生活を見据え、自立を目指して、患者さんや家族からの情報や家屋訪問をもとに自宅の浴室や浴槽、手すりの位置、必要な福祉用具（図2）などを想定しながら介入しましょう。

　患者さんが不安なく安全に入浴ができるよう、壁に手すりを取り付けたり、滑りやすい床には滑り止めマットを使用するなど、必要に応じた用具の選択や改修を行って（図3）環境調整を行うことが大切です。改修工事が困難な家屋に対しては、福祉用具のレンタルを検討するなど工夫しましょう。

▲ 退院支援で問題になりやすいこと

　退院後、患者さんが病気や障害を抱えながら安全に自宅療養や生活をするためには、生活環境の問題、経済的な問題、介護力の問題など、さまざまな問題が生じてきます（図4）。入院時の患者さんのADL状況、家族状況、生活背景、自宅環境、性格面を十分に情報収集し、医師、看護師、介護士、栄養士、療法士、医療ソーシャルワーカー（以下、MSW）、事務スタッフなど病院内のチームで共有しながら個別性のある支援計画を立てていくことが大切です。

　さらに、療法士とともに地域連携や社会福祉サービスなどを活用し、患者さんがその人らしく安心して自宅療養が送れるようチームで話し合い、問題を解決していく必要があります。

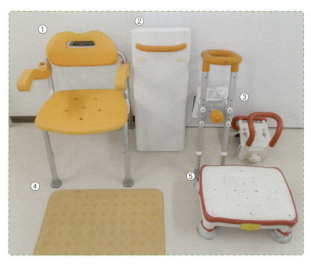

①シャワーチェア：車椅子タイプもある
②バスボード：裏でしっかりと固定できる
③バスグリップ
④滑り止めマット：浴室、浴槽内で使用。転倒防止や浴槽内で殿部が前にずれるのを防ぐ
⑤浴槽内台：足底が吸盤式になっている

図2　入浴動作時の福祉用具の一例

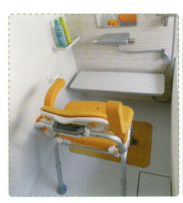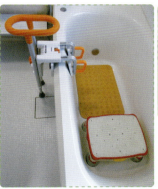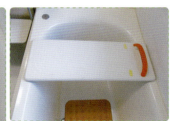

図3　家屋訪問時に福祉用具をセッティングした浴室

　患者さんの麻痺や高次脳機能障害などの症状、ADL拡大にともなう安易な行動による転倒のリスクに加えて、感染症対策による面会制限などで患者さんの状況を家族が十分に把握できないまま自宅退院するケースもあり、退院後に家族が大きな不安を抱えることも多いです。そのため、自宅を見据えた環境づくりや家族への介護指導、サービスの説明が重要になります。

　整容や入浴の面では、自宅の洗面台や入浴環境の問題（自宅の狭小や老朽化、手すりがない、シャワーがない、浴槽が高い、または深いなど）、高齢化や持病など介護者自身の問題が考えられます。自宅環境を取り入れたリハを組み込む、改修工事を提案する、入浴はデイサービスや訪問看護を活用するなど、患者さん個人にあったリハ計画の立案やサービスの選択を行っていきます。

B章｜ADLごと！　入院時期別のすること

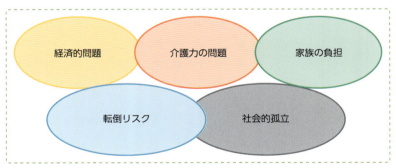

図4　退院支援における課題

入院初期にすること

1 患者さんの状態を知る

　当院は脳疾患に対応するケアミックス型の病院であり、事前に患者さんを訪問したり情報収集したりすることが早期から可能です。転入時は改めて患者さんや家族と面談してカンファレンスを行い、患者さんや家族に関してより詳細な情報収集を行うことで個別性のあるケアができるように努めています。

　カンファレンスでは、医師やMSWなど多職種と情報を共有しながら患者さん1人ひとりの個性を尊重して介入していきます。同じ疾患で同じ症状でも生活背景まで同じという人はいません。個別性のあるかかわりでその人らしい生活が送れるよう計画を立てていく必要があります。

2 ADL能力の把握と介助方法の統一

　整容、更衣、入浴動作などADL全般において、入院時の患者さんは依存的になることが多く、リハ時にできていること、病棟でしていることの間に差が生じます。

　できるADL拡大を目指すことが重要であり、チーム・病棟スタッフとともに患者さんのADLを把握し、介助方法を統一することがとても重要となってきます。当院では電子カルテ上の情報共有画面を統一し、全スタッフで情報共有を行っています（図5）。変更したときは担当スタッフが書き換えを行い、継続したかかわりができるよう努めています。患者さんの主体性を引き出し、ADL向上を目指していくことが大切です。

[図：患者治療方針の電子カルテ画面]

図5　当院の電子カルテ内の情報共有の一面

 入院前期〜中期にすること

1 患者さんの機能にあわせた支援方法を検討し実践する

急性期リハとは異なり、回復期リハ病棟では在宅を見据えた介入方法に変更し、家屋状況、生活背景をもとにリハ計画を立案します。FIM（functional independence measure）の目標点数を定め、退院目安を検討し、患者さん本人、家族、担当チームでカンファレンスを行って目標に沿って支援していきます。当院では急性期から転入後、初期カンファレンスを設定しています。

自宅退院であれば、家屋訪問で状況確認を行い、自宅を見据えた環境調整、自助具の選択や補装具の作成を行っていきます。

2 ADL 拡大のため能力向上を図る

リハ以外の余暇時間の過ごしかたとして、離床を行っていく必要があります。病棟では看護師や介護福祉士が机上課題や歩行訓練の取り組みを行っています。

入浴動作は担当の療法士が動作確認を行い、更衣を含め洗体の方法、麻痺側の管理や高次脳機能障害に対してのアプローチ方法をいっしょに検討して介入しています。

整容に関しても、自助具を使用して麻痺側を活用する方法や健側で補う方法など、自分で行える手段の獲得を目指していきます。

 入院後期にすること

1 課題の整理を行い退院調整

退院に向けて解決すべき課題の整理が必要です。家屋訪問で得た情報をもとに患者さんのセルフケア状況、家屋状況、同居、独居などの家族状況、介護力の状況の

B章 | ADLごと！　入院時期別のすること

問題点を整理して対策を行っていきます。自宅環境にあわせたリハの継続や自宅で使用する物品を病院でも使用して反復訓練を行います。退院前に慣れてもらうことで患者さん自身や家族の不安の軽減にもつながります。同時に自宅の改修工事（手すり、水栓、浴槽など）、福祉用具や必要物品の購入、必要なサービスの手続きもすすめていきます。

自宅退院した日から患者さんの生活、家族の介護が始まります。安心、安全に過ごすことができるように、リハ計画の最終調整を行っていくことが必要です。

2 家族への介護指導、退院時指導

退院後、患者さんといっしょに生活する家族に介護方法の指導を行っていきます。手技の指導内容としては、患者さんのできるところ、介助が必要なところ、容易な方法や応用方法、注意事項などが主となります。

また、例えば入浴時は転倒や循環動態の変化による再発リスク、脱水にも注意しなければなりません。退院普段の生活にそのようなリスクをともなうこと、リスクを回避できるようつねに予測しておく必要があることを家族に説明し、回避方法や問題が起こったときの対処方法、相談先などを指導内容に組み込む必要があります。療法士と協働して退院時指導パンフレットを活用し、患者・家族に指導しています。

3 多職種による退院前カンファレンスの開催

患者さんが自分らしい生活ができるように支えるためには、それぞれの職種が専門性を発揮すること、同じ目的・目標をもってすすめることが重要となります。退院前カンファレンスを実施し、患者さんの入院中のADL状況、介助状況、疾患、症状の受容状況の把握が必要です。更衣、整容、入浴に関しても社会資源の活用を検討していく必要があります。

退院前に多職種と家屋訪問を行うことで患者さんや家族にとっても退院後の生活に対する不安が表出でき、解決策を検討できるだけでなく在宅生活がイメージできて不安軽減にもつながります。

おわりに

患者さんや家族に寄り添いながら在宅復帰に向けた支援を行っていき、安全で安心できる生活が継続できるよう地域とも連携を図っていきましょう。

[引用・参考文献]

1) 回復期リハビリテーション病棟協会 看護・介護10か条. http://www.rehabili.jp/organization/links/kango-kaigo_10.pdf.（2024年7月閲覧）.
2) 酒井郁子ほか編. 回復期リハビリテーション病棟における看護実践. 東京, 医歯薬出版, 2019, 252p.
3) 藤澤まこと編. ナースが行う入退院支援. 東京, メヂカルフレンド社. 2020, 248p.
4) 一宮禎美編. 看護・介護10か条でスッキリわかる回復期リハビリテーション看護. 大阪, メディカ出版, 2023, 244p.

5 認知機能

訪問看護ステーション オリナス 代表取締役●原　光明

認知機能の障害の種類

　認知症は、認知機能が著しく低下し、日常生活に支障を来す状態を指します。認知症には多くの種類がありますが、代表的なものにアルツハイマー型認知症、血管性認知症、レビー小体型認知症、前頭側頭型認知症があります。

　それぞれの認知症の初期症状、特徴、原因について解説します。

1 アルツハイマー型認知症

A 初期症状と特徴

　アルツハイマー型認知症はもっとも多い認知症であり、とくに高齢者に多くみられます。初期症状としては以下のようなものが挙げられます。

●記憶障害

　認知機能障害のうち、もっとも中核的な症候である記憶障害です。具体的には保持時間に基づく分類では近時記憶の障害が、また内容に基づく分類では出来事記憶の障害が特徴的とされており、最近の出来事や新しい情報の記憶が困難になります。例えば、約束を忘れたり、ものをどこに置いたか思い出せなかったりします。

　またアルツハイマー型認知症では遅延再生課題が影響を受け、ヒントが与えられても正解が出にくい点が特徴的です。

●混乱

　時間や場所に対する認識が曖昧になることがあり、例えば日付や自宅の場所がわからなくなるなどがあります。

●言語障害

　会話中に言葉が出てこなかったり、話の進行が遅くなったりします。言葉の使いかたが不適切になることもあります。

＊　＊　＊

　アルツハイマー型認知症が進行するにつれて、これらの症状は悪化し、次第に日常生活全般に支障を来すようになります。社会的な判断力が低下し、自己管理や家事、身の回りのことを行うのが困難になります。

B章｜ADLごと！入院時期別のすること

B 原因

アルツハイマー型認知症のおもな原因は、脳内にアミロイドベータという異常なタンパク質が蓄積することです。これにより神経細胞が破壊され、脳の機能が低下します。また、タウタンパク質の異常も関与しており、これが神経細胞内での正常な機能を妨げることがあります。これらの異常が神経細胞の死滅や脳萎縮を引き起こし、認知機能が次第に低下します。

遺伝的要因も関連しており、とくにアポリポ蛋白E（ApoE）遺伝子の変異がリスクを高めるとされています。

2 血管性認知症

A 初期症状と特徴

血管性認知症は、脳血管障害により発生する認知症で、症状は脳の損傷を受けた部位に依存します。

● 注意力の低下

一度に多くのことを処理するのがむずかしくなります。例えば、複数のタスクを同時に行うことが困難になります。

● 記憶障害

短期記憶や新しい情報の記憶に障害が現れますが、アルツハイマー型認知症ほどではないとされています。

● 行動の変化

行動や感情の変化がみられ、衝動的な行動や不安、抑うつの症状が現れることがあります。

　　　　　＊　　　＊　　　＊

症状は、血管障害の進行具合に応じて段階的に進行することが多いです。また、突然の認知機能の低下や、脳卒中の後に認知機能が変化することもあります。

B 原因

血管性認知症のおもな原因は、脳の血管に問題が生じることです。脳卒中や一過性脳虚血発作（TIA）、慢性的な脳血流不足などが原因となります。これにより、脳内の神経細胞が損傷し、認知機能が低下します。動脈硬化や高血圧、糖尿病などの心血管リスク因子が、血管性認知症の発症に関与します。

これらのリスク因子が脳血管を傷つけることで、血流が不足し、認知症が進行します。

3 レビー小体型認知症

A 初期症状と特徴

レビー小体型認知症は、レビー小体という異常なタンパク質の蓄積が特徴で、以

下のような初期症状がみられます。

● 認知機能の変動

認知機能が1日のなかで変動することが多く、集中力や思考の明瞭さが変わりやすいのが特徴です。

幻覚、とくに視覚的な幻覚がみられることが多いです。例えば、実際には存在しない物体や人物が見えることがあります。

● パーキンソン病様症状

動作の遅さ、震え、筋肉の硬直など、パーキンソン病に似た運動障害がみられることがあります。

レビー小体型認知症は、アルツハイマー型認知症と同時にパーキンソン症状をともなうため、診断がむずかしいことがあります。また、運動機能の低下と認知機能の変動が同時に進行することが特徴です。

B 原因

レビー小体型認知症の原因は、脳内にレビー小体という異常なタンパク質が蓄積することです。レビー小体は α −シヌクレインというタンパク質から構成されており、これが神経細胞内に異常に蓄積し、神経細胞の機能を障害します。

レビー小体型認知症は、パーキンソン病やアルツハイマー病と同様の異常なタンパク質が関与しており、これが神経細胞に害を与えます。

4 前頭側頭型認知症（FTD）

A 初期症状と特徴

前頭側頭型認知症（FTD）は、前頭葉や側頭葉の神経細胞が破壊されることによって発症します。

● 人格変化

人格の変化が顕著で、社会的なルールに対する理解が欠け、無関心な態度や攻撃的な行動がみられます。

● 言語障害

言語能力の低下がみられ、言葉の理解や発話に困難が生じます。また、語彙が減少し、言葉を使う能力が低下します。

● 行動異常

不適切な行動や興味の偏りがみられ、通常の社会的な行動規範から逸脱することがあります。

*　　*　　*

これらの症状は、前頭葉や側頭葉の機能に直接影響を及ぼすため、人格や社会的行動に顕著な変化がみられます。

B 原因

前頭側頭型認知症の原因は、前頭葉や側頭葉における神経細胞の変性です。これに関連する異常なタンパク質には、タウタンパク質の異常やTDP-43タンパク質の異常が含まれます。

これらの異常なタンパク質が神経細胞に蓄積し、神経細胞の機能を妨げることが原因です。遺伝的な要因も関与しており、家族性の前頭側頭型認知症が知られています。

5 認知機能の障害の種類のまとめ

アルツハイマー型認知症、血管性認知症、レビー小体型認知症、前頭側頭型認知症は、それぞれ異なる原因と特徴をもちます。

アルツハイマー型認知症はアミロイドベータやタウタンパク質の異常によるもので、記憶障害や認知機能の低下が特徴です。血管性認知症は脳血管障害に起因し、注意力や行動の変化がみられます。レビー小体型認知症はレビー小体の蓄積によって認知機能の変動や幻覚、パーキンソン症状が特徴です。前頭側頭型認知症は前頭葉や側頭葉の神経細胞の変性により、人格変化や言語障害が顕著です。

それぞれの認知症は、診断や治療において異なるアプローチが必要です。早期の診断と適切な治療により、症状の進行を遅らせ、患者さんの生活の質を改善することが可能です。各認知症の特徴を理解し、適切な支援を行うことが、患者・家族にとって重要です。

認知症で障害されるおもな認知機能 (表1)[1]

認知症で障害されるおもな認知機能は、注意、遂行機能、記憶、言語、視空間認知、行為、社会的認知などが挙げられます。

1 全般性注意障害

全般性注意障害は周囲の刺激に対して、一貫した行動をするための基盤となる機能です。認知症では原因疾患によらず、比較的早期から全般性注意が障害されることが多いです。

情報処理できる量が減るため、複雑なことに対して理解したり、記銘したり反応したりすることが困難となります。

2 遂行機能障害

目的をもって、計画を立て、物事を実行し、その結果をフィードバックしながらすすめていく機能を、遂行機能といいます。

遂行機能は複雑な行為に関連し、仕事や家事などを段取りよくすすめられなくな

表1 認知症で認められるおもな認知機能障害（認知症疾患診療ガイドライン2017から転載)[1]

	症状名	症状の説明	初期から発現しやすい認知症
全般性注意	全般性注意障害	●必要な作業に注意を向けて、それを維持し、適宜選択、記憶することができない ●いろいろな作業でミスが増える ●ぼんやりして反応が遅い	各種 認知症
遂行機能	遂行機能障害	●物事を段取りよくすすめられない	前頭側頭葉変性症 ほか
記憶	健忘	●前向性健忘：発症後に起こった新たなことを覚えられない ●逆向性健忘：発症前のことを思い出せない	Alzheimer型認知症 Lewy小体型認知症 嗜銀顆粒性認知症
言語	失語	●発話、理解、呼称、復唱、読み、書きの障害	原発性進行性失語症（前頭側頭葉変性症、Alzheimer型認知症）
	失書	●書字の障害、文字想起困難や書き間違い	各種 認知症
計算	失算	●筆算、暗算ができない	各種 認知症
視空間認知	構成障害	●図の模写、手指の形の模倣などができない	Alzheimer型認知症 Lewy小体型認知症
	地誌的失見当識	●よく知っている場所で道に迷う	Alzheimer型認知症
	錯視、幻視	●無意味な模様などを人や虫などに見間違える ●実際はないものが見える	Lewy小体型認知症
行為	失行	●肢節運動失行：細かい動きが拙劣で円滑な動きができない ●観念運動失行：バイバイなどのジェスチャーができない ●観念性失行：使い慣れた道具をうまく使えない	大脳皮質基底核変性症
社会的認知	脱抑制など	●相手や周囲の状況を認識し、それに適した行動がとれない	前頭側頭葉変性症

ることで、症状に気付くことがあります。

3 記憶障害

以下の記憶の過程に障害があると、記憶障害が生じます。

A 記銘（encoding）

これは新しい情報を脳に取り込む過程で、感覚から得られた情報が脳内で処理されることにより、記憶として固定されます。

B 貯蔵（storage）

記銘された情報が脳内で保持される過程で、情報は短期記憶から長期記憶へと転送され、長期間にわたって保存されます。短期記憶は一時的な情報を保持し、長期記憶はより持続的に情報を保存します。

C 再生（retrieval）

保存された情報をふたたび思い出す過程で、記憶が過去の経験として再生されることで、意識や行動に影響を与えます。

4 失語

失語をともなう認知症もあり、前頭葉中心の機能低下では、非流暢性失語のほか、側頭頭頂葉の機能低下によって流暢性失語の症状が出ることもあります。

5 視空間認知障害

日常生活では視覚運動統合の障害からバック駐車が下手になったり、知っている道で迷う地誌的失見当識がみられたりすることがあります。

6 失行

慣習的動作や道具使用の障害で、運動や対象認知などの障害で説明できないものを失行といいます。

7 社会的認知の障害

顔の表情などから情動を読み取ったり、状況を認識したりする能力が低下します。状況を認識できたとしても、それに応じた行動がとれない適応行動障害、脱抑制など社会的に適切でない行為がみられることがあります。

退院支援で問題となりやすいこと

1 入院前期

入院前期では、認知症高齢者にとって入院治療の生活は、新しい生活環境、苦痛をともないやすい検査や治療、なじみのない人間関係、疾患による苦痛などがあります。これらにともない、不安や混乱、ストレス増強が生じやすく、行動・心理症状（behavioral and psychological symptoms of dementia；BPSD）の悪化に陥りやすくなります。

そのため、治療を中断せざるを得ない場合もありますが、適切な対応によりBPSDの悪化を軽減できるとされています。また入院前期では情報収集がむずかしく、生活習慣が把握しにくいため、入院早期にこれまでのケア提供者と連携を開始して情報共有できる関係性の構築が必要です。

また各施設に準じて、評価尺度を用いて継続的な評価を行い、アセスメントすることで適切なケアの実践が行えます。

2 入院中期〜後期

A 退院支援のための院内体制整備

身寄りがなく意思決定が困難な人への支援については、厚生労働行政推進調査事業費補助金（地域医療基盤開発推進研究事業）で「身寄りがない人の入院及び医療に係る意思決定が困難な人への支援に関するガイドライン」[2]が作成されており、成年後見制度の利用などが紹介されています。このように、認知症の患者さんへの退

院支援に関しては、管理体制、マニュアル、対応チームの設置など、院内での対応体制の整備が必要です。

■ 退院後のケア提供者・かかりつけ医との連携

退院支援では、各職種で連携を図りながらすすめることはいうまでもありません。しかし、退院後のケア提供者への情報提供では、紙媒体でのやり取りが多く、ケアの移行に課題を感じている読者も多いのではないでしょうか？ そのため、退院前カンファレンスを積極的に開催し、スムーズなケア移行を実施することが必要です。

また退院後の受診についても情報提供はできているでしょうか？ 認知症高齢者の場合、予約日に受診できるかどうかも不明確です。そのため、退院後のかかりつけ医への連絡や、自施設で入院中に指導した内容について、情報提供を行うことが退院後の継続診療にも役立ちます。

おわりに

回復期リハ病棟での退院支援で看護師が担うこととして、各種カンファレンス、FIM 利得の向上、原疾患・合併症の管理、社会資源の調整、家族指導など多岐に及びます。看護師はそれぞれのことを他職種に任せるだけでなく、チームの進捗状況や課題を把握し情報を統合していくことで、よりよい退院支援が行うことができ、退院後の生活につながっていきます。

[引用・参考文献]

1) 日本神経学会監修."認知症で認められるおもな認知機能障害".認知症疾患診療ガイドライン 2017.「認知症疾患診療ガイドライン」作成委員会編集.東京,医学書院,2017, 20.

2) 厚生労働省.身寄りがない人の入院及び医療に係る意思決定が困難な人への支援に関するガイドライン.https://www.mhlw.go.jp/content/000516181.pdf（2024 年 6 月閲覧）.

B章 | ADLごと！ 入院時期別のすること

6 服薬管理

黒木記念病院 医療安全管理室 室長 ● 手島五月

はじめに

　回復期リハビリテーション病棟（以下、回復期リハ病棟）に入院される患者さんは再発予防のための継続治療が必要です。また多くの患者さんは高血圧、糖尿病、脂質異常、心臓疾患などの生活習慣病を発症し治療しています。このような疾患が今後リスクとなり脳卒中などを再発することがあります。それを防ぐために患者・家族に対する再発予防の教育が重要視されています。

　現在、高齢化社会に加え、独居や老老介護が社会問題となっているなかで、在宅での服薬管理の重要性が問われています。回復期リハ病棟では、脳卒中後遺症による麻痺や高次脳機能障害などの障害や再発予防の観点から退院後の生活を見据えて、いかに安全に継続して服薬できるかを支援していくことが重要です。

服薬のポイント

1 服薬の状態の確認

　患者・家族にかかりつけ医を確認し「現在服用している薬はあるか」「薬はだれがどのように管理していたか」「薬袋・ケースの利用・カレンダー式など薬の管理はどのようしていたか」「薬剤はPTPシートのまま、または薬包にまとめていたか」を確認します。

　患者さんの習慣を確認しておくことで、入院中の服薬指導・管理、退院に向けての指導に役立てることができます。

2 薬の理解度の確認と一覧表の活用

　患者さんが薬の作用や、注意することを理解しているか聞いてみましょう。疾病が発症し記憶障害、注意障害など高次脳機能障害や認知面の有無など詳細に評価する必要があります。自己管理をすすめていくなかで抱えている障害がどう影響していくか、管理能力を判断していくことが必要です。

　当院では在宅や急性期病院から患者さんが入院したら、薬剤科で検薬し「医薬品鑑別報告書・持参薬確認表」（以下、一覧表、図1）を作成しています。紹介先の診

医薬品鑑別報告書・持参薬確認表

診療科　整形外科

持参薬処方施設名

患者番号

患者氏名

情報元				
薬袋：	薬情：	手帳：	診療：	現物：

鑑別報告日

鑑別報告者　　薬剤部

医師確認日	月　日
確認印	

医師は他施設からの持参薬を確認し、
続行又は中止の指示出し後、押印してください。

担当看護師確認日	月　日 月　日
確認印	

No.	続行 ○ 中止 × 未定 —	画像	イメージ	薬品名 薬効／ハイリスク	採用	用法	残量	代替採用薬
1			浅黄色の素錠 口腔内の崩壊錠 ノルバスク 002.5 / ノルバスク 002.5	ノルバスク OD 錠 2.5mg 高血圧症・狭心症治療剤／持続性 Ca 拮抗剤		起 朝 昼 夕 寝 — 1 — — — 1日1回　朝食後	15	【同成分】 アムロジピン OD 錠 2.5mg「明治」
2			ごく薄い紅色の フィルムコーティング錠 VT 715	リピトール錠 5mg HMG-CoA 還元酵素阻害剤		起 朝 昼 夕 寝 — — — 1 — 1日1回　夕食後	10	【同成分】 アトルバスタチン錠 5mg「サワイ」
3			白色の割線入り 素錠 50 112	カロナール錠 200 解熱鎮痛剤		起 朝 昼 夕 寝 — 1 1 1 — 1日3回　朝食後・昼食後・夕食後	21	【同成分】 アセトアミノフェン錠 200mg「マルイシ」
4			白色のフィルム コート錠	レバミピド錠 100mg「オーツカ」 胃炎・胃潰瘍治療剤	有	起 朝 昼 夕 寝 — 1 1 1 — 1日3回　朝食後・昼食後・夕食後	25	

図1　医薬品鑑別報告書・持参薬確認表

療情報やお薬手帳などの情報と照らしあわせ、服用方法、残薬の数を確認したうえで、一覧表に記入します。

薬の内容や効果、副作用、残薬の数を確認し、残薬にばらつきがないかなどを確認することで、入院前の内服の管理状態が確認することができます。残薬にばらつきがあれば、患者さんが自分で薬を選んで服用している可能性もあります。薬について、患者さんがどのように考え、判断していたのか確認できると、薬剤指導に役立てることができます。

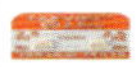

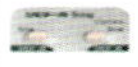

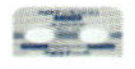

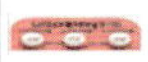

3 薬がライフスタイルに与える影響の把握

処方されている薬の効能効果・副作用（例えば、「抗血栓薬」では副作用として出血傾向になりやすいので転倒などけがには十分注意する）について患者さんに指導します。薬を服用することで、食事や仕事などのライフスタイルにどのような影響を及ぼすのか把握し、指導に役立てましょう。

4 家族背景や家族の生活スタイルを確認

同居者や家族背景を確認し、協力体制を確認します。内服の自己管理をすすめていくなかで、家族の協力が必要になります。

5 運動機能と手指の巧緻性の状態把握

服薬するためには、①薬をシートまたは薬袋から出す②薬を口に運ぶ③飲み込む

B章｜ADLごと！　入院時期別のすること

——といった動作が必要です。服薬行動ができないのであれば、なにが問題（巧緻性・視力障害など）かを見極める必要があります。

退院支援で問題になりやすいこと

　当院では内服自己管理フローシート（以下、内服フローシート、図2）を用いて、患者さんが服薬自己管理できるかどうか、判定しています。認知機能の低下を入院中に改善することがむずかしく、服薬が「自己管理困難」と判定されても、患者・家族の思い、金銭的な問題、家族の協力（同居者の認知面など）がむずかしい、と

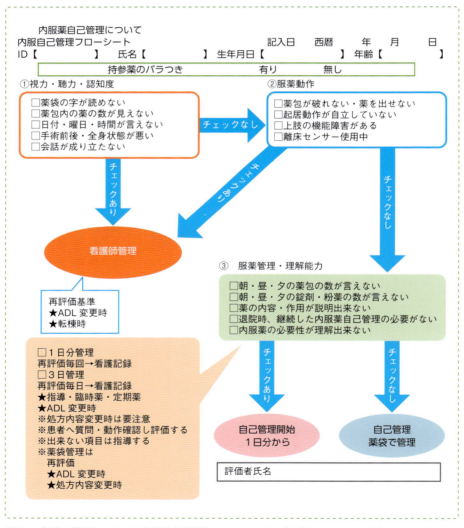

図2　当院で使用している内服自己管理フローシート（内服フローシート）

いった理由で退院後にやむを得ず自己管理をしなければならない患者さんがいます。

その人にあった手段や方法がないか多職種の視点で知恵を出しあいましょう。服薬回数を減らす、服薬間違いをしにくい方法を検討する、在宅サービスでの服薬確認のタイミングを調整する、など服薬を継続できる方法を模索します。正しい服薬の方法が患者さんに定着するようにかかわることが大切です。

入院前期にすること

1 内服フローシートを使用した、服薬自己管理ができるかの評価

「在宅に向けて安全に服薬管理ができる」「適正な時期での自己管理移行ができる」「適正な時期での評価と適正な手段が選ばれる」ことを目的に、内服フローシートを使用して、服薬自己管理ができるか評価します。内服フローシートは投薬のあるすべての患者さんに使用され、入院時および状態変化時に評価します。また、受け持ち看護師が中心となって評価していきます。

2 カンファレンスでの退院後の方向性の確認

定期的なリハカンファレンスで、退院後の方向性を確認しましょう。

退院後の方向性について、患者・家族の意向を確認していきます。また、患者さんの認知面や疾患に影響を与える合併症、ADLの状況を共有することも必要です。患者さんの目標と方向性を理解し、それに基づいて看護師は計画を立て、ケア内容を具体的にし、患者さんにかかわっていきます。

3 服薬指導

薬を飲み込むことができる患者さんには、服薬指導をします。

摂食嚥下リハがすすみ、食事が経管栄養から経口摂取に移行になる際に、嚥下状態・食事形態などを配慮して、医師・言語聴覚士・薬剤師と相談しながら、薬剤の形状を考えます。このとき、錠剤のまま服薬するのか、薬剤を粉末にしてから服薬するのか、検討します。

服用時間になったら看護師が薬包に入った薬を患者さんに持って行き、看護師が薬包を開封、与薬します。患者さんが薬を飲みこんだ後、しっかり服用できているか口腔内を確認します。

入院中期にすること

入院中期には、退院後の方向性が定まっていきます。日常の薬剤の服用状況などを踏まえ、認知機能面（HDS-Rの点数）、高次脳機能障害の程度、生活背景などにあ

わせて管理方法を選択します。患者さんに与薬する際の問題点を理解しながら、自己服薬できるか観察していきます。

1 薬剤管理の確認

まず、患者さんが自分で薬剤管理を行い、服薬できるかどうか確認しましょう。

薬包からの服用がむずかしいときはⓐ薬杯やⓑトレー（図3）など活用し、確実に服用できる方法を考えます。このとき、こぼさず薬剤を口に入れることができるか、服薬の状況を確認します。薬をこぼしてしまうようであれば、状況に応じて薬を薬杯に入れるなどの工夫をして、薬剤の落下を防止します。

2 薬包の開封

患者さんが薬包を開封できるか確認します。巧緻性や麻痺があり開封がむずかしいときは、患者さんの応じた開封方法を作業療法士（OT）とともに考え、工夫します。

3 薬の自己管理の方法の決定と指導

自己管理の方法を患者さんと相談します。自己管理の方法が決定したら、服薬方法について患者さんに指導していきましょう。

4 薬の自己管理への移行

患者さんが自分で服薬行為をスムーズにできると医療者が判断したら、認知面や高次脳機能障害、配薬場所から薬を取り出す行為、薬に対する理解度などを含めて検討し、自己管理へ移行します。

自己管理へ移行する際は、ⓐ1週間管理用のカレンダー式薬入れやⓑ配薬ケース、入院前に在宅で使用していたケースなど、患者さんに応じた配薬物品を使用します（図4）。

5 薬を服用する動作の確認

麻痺や高次脳機能障害・認知面・手の巧緻性の程度に応じて、患者さんに薬包を

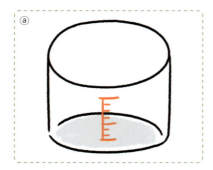 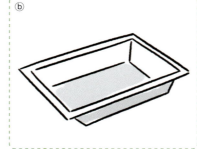

図3 ⓐ薬杯とⓑトレー

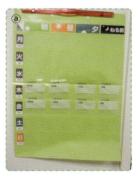
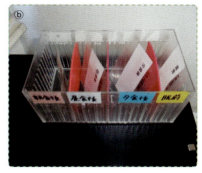

図4　ⓐ1週間管理用のカレンダー式薬入れやⓑ配薬ケースを用いた服薬管理

開封し、薬を服用してもらいます。こぼさず口腔内に薬を持って行けるか、薬を残さず飲み込めているか確認します。

6 薬の自己管理の支援と評価

A 薬の自己管理の開始

　患者さんに薬の自己管理を始めることと、管理方法を伝え了承を得ます。
　患者さんが夕食後と就寝前に薬を服用した後、看護師が翌日の朝からの薬をセットします。初回は1日分の薬の管理から開始し、患者さんの状況を考慮して期間を延ばしていきます。当院ではそれぞれの患者さんが薬を管理する日数を配薬カートにカードで表示し、一目でわかるように工夫しています。

B 服薬状況の確認と支援

　看護師は患者さんが薬を服用した後に、病室や食堂で服薬状況を確認します。患者さんには薬を服用するときにナースコールをしてもらい、病室を訪問して服薬状況を確認します。利き手に麻痺がある患者さんについては、療法士と麻痺の程度や利き手の交換などを共有し、はさみや薬杯を使って薬をスムーズに服用できるよう工夫をします。服用後の薬包は、患者さんに空薬包入れに入れてもらい、看護師が患者さんの氏名や服用した日付などを確認して回収します。薬の服用が定着するかどうか、支障なく服薬できるかを確認していきます。

C 服薬の評価と管理方法の変更

　患者さんの生活状況を考慮して、評価期間を延長することもあります。また、評価内容はカルテに記録しておきます。評価期間中に服薬忘れや服薬間違いがあれば、患者さんの話を聞いて問題点を特定し、服薬が確実にできるような工夫や管理方法を検討します。服薬回数を減らす必要がある場合は、医師に相談して薬の服用回数を見直し、再度自己管理の評価を行います。
　自己管理の評価を再度行い、自己管理がむずかしいと判断した場合は、家族の協

力やサービスの活用を検討します。自己管理の評価は患者さんの生活背景や認知機能、高次脳機能障害の状態を考慮し、3〜21日の間で行います。在宅生活を送るためには、患者さんの生活背景や協力体制を考慮し、確実に薬を管理できる日数を見極めることが重要です。

　患者さんが薬の数や服用方法を理解できない場合、内服フローシートでは看護師が管理することになっていますが、在宅で1人暮らしをする患者さんもいます。このような患者さんに対しては、少ない回数から自己管理を始め、リスクを踏まえたうえで自己管理をすすめていく必要があります。

　患者さんの状態に応じて管理方法を決め、服薬忘れがあれば医師と相談し、薬の見直しや服薬回数の減少を検討することが重要です。

インスリンなどの自己注射管理評価

　入院後はインスリンなどの自己注射管理評価を、看護師が実施します。

　患者さんの理解度、合併症・身体能力を踏まえ、退院後、自宅（または次の療養先）で自己注射が必要と判断されたら、受けもち看護師を中心に「インスリン注射と糖尿病の知識」「インスリン注射の手技、手順」について、患者さんの理解度・反応をみながら、パンフレットを利用して指導し、実施状況を確認していきます（図5）。看護師は、患者さん1人ひとりにあった指導やサポートを統一して行います。

　実施していくなかで、自己注射がむずかしい、サポートが必要と判断したら、同居の家族のサポート、訪問看護師の介入、内服への変更などを検討していく必要があります。

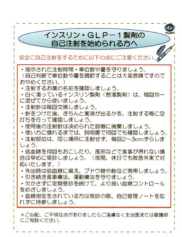
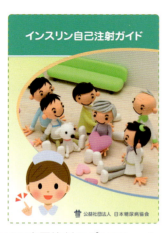

図5　当院で利用しているインスリン自己注射のパンフレット
　　　（文献1、2より転載）

外用薬（点眼・吸入薬など）

1 患者さんが持参した外用薬

　患者さんが持参した外用薬については、使用していた目的、方法、期間、継続が必要なのかどうかを確認しましょう。退院後も外用薬が必要な場合は、退院後に地域のかかりつけ医を受診するよう患者さんに指導し、薬剤の必要性・受診について確認・指導を行い、継続治療できるようにします。

　また、入院中でも必要があれば、医師に診療情報提供書の作成を依頼します。そのほか、入院直後は看護師が実施しますが、家族または医療ソーシャルワーカー（以下、MSW）が病院へ受診予約を行い、スムーズに受診できるようにしています。

　この際、患者さんの理解度、合併症、身体能力、退院後の方向性を踏まえ、外用薬の必要性、使用方法を説明し、実施していきます。医療者が同じ指導をできるようにして介入していきます。

2 吸入薬の使用

　吸入薬は練習用の材料・取扱説明書を使用し、指導していきます。患者さん自身が吸入薬を使用している様子を受けもち看護師が評価し、自己管理・実施につなげていきます。

　セット容器に薬剤を差し込む方式など、吸入薬にはいろいろな容器があります。当院であった症例では、薬液をセットしないまま、容器のボタンだけを押していた患者さんもいました。この事例では、容器のカウンターだけが押した分だけ減っている状態で、外見では薬液がセットされているか、わかりにくい状態でした。また薬液の種類によって、1プッシュ・2プッシュのものがあります。

　患者さんの認知面や手の巧緻性の程度、また家族がセットする際の説明に沿った細かい方法が的確にできているか、順序立てて観察評価していくことが大切です。

　自己管理・実施がむずかしいと判断した場合は、家族のサポート、サービスの介入など検討して行っていくことが必要です。

入院後期にすること

1 在宅への退院調整

　入院後期には、在宅への退院調整に入ってきます。家屋調査での在宅での過ごしかた、1日の流れを確認し、そのなかで内服管理について、患者・家族の情報と照らしあわせ確認します。

　この情報をもとに、入院生活で行っている内服管理方法が在宅で継続できるものか、

検証・調整します。

2 家族の協力と地域との連携

家族の協力が必要なときは、家族の1日の過ごしかたを確認し、安全に服薬していくうえでの課題を洗い出します。

課題の解決手段を具体化し、かかりつけ医・各サービス担当者への情報提供と協力を依頼します。

3 家族指導

家族指導を行い、服用薬剤の種類・効果・副作用含め注意点を説明します。

このとき、服薬管理をサポートしてもらうために、間違いやすいポイント、安全に服薬できるための工夫（声かけのしかた）などを伝えます。

4 かかりつけ医との連携

退院する際には、かかりつけ医を確認したうえで、退院後の初回受診日を確認します。家族またはMSWに受診予約を依頼しましょう。

切れ目なくかかりつけ医への受診につながるように手配します。

5 退院時に処方する薬の日数の確認

かかりつけ医の受診日を確認したのち、継続して服薬できるよう、退院時に処方する薬の日数を医師に確認します。

A インスリン注射を使用される患者さんへの対応

かかりつけ医を受診するまでに使用する薬剤や針、針の廃棄容器（蓋ができる硬い容器）の準備を依頼します。針を破棄する際は、患者さんに薬剤を処方する病院へ持参することを説明し、注射実施時に使用するアルコール綿を日数分、患者さんに渡します。

血糖測定器が必要な場合は、退院もとの病院がかかりつけ医であればその病院の検査科に依頼し、測定器と必要物品を準備します。かかりつけ医が退院もとの病院と異なるときは、退院後数日以内に受診することを患者さんに説明し、家族やMSWに受診予約をしてもらいましょう。

入院～退院までの支援の実際

本事例では、「内服の自己管理」と「昼食前のインスリン注射施行が自己にてできる」を目標に、インスリンの自己注射が必要だった患者さんの退院支援をした事例を紹介します（表）。

表　事例紹介

患者	Uさん、70歳代、男性
現病歴	間質性肺炎治療後の廃用症候群
既往歴	2型糖尿病（糖尿病性網膜症と指趾末梢の神経症状あり）、高血圧、脂質異常、狭心症、頻脈性心房細動、腰部脊柱管狭窄症。入院前、認知症はなかった。
家族構成：	妻、長男夫婦、孫との5人暮らし。キーパーソンは長男。
ADL	食事：自力摂取可能、嚥下良好。 排泄：終日リハビリパンツ、尿取りパッド着用、自室トイレ排泄。夜間尿器併用。 更衣：ズボンの上げ下げ動作一部介助、声かけにてその他自立。 保清：介助浴。手の届かないところの洗体動作は一部介助。浴槽に漬かる際は膝が曲がりにくく、足が上がりにくいため介助が必要。 移乗：日中自立、夜間見守り。 移動：（長距離）車椅子、室内（近距離）歩行器一部接触介助。 認知機能：改訂長谷川式簡易知能評価（HDS-R）19点（入院時）→ 25点（退院前）
処方内容	薬剤：14種類（インスリン、貼り薬含む）。 内服薬：朝、昼、夕食後に服用。 外用薬：インスリングラルギン10単位を昼食前に皮下注射。 　　　　貼り薬ビソノ®テープ2mg 1枚を20時に貼付。

1 入院後の取り組み

A 入院時の情報

　Uさんは入院時に糖尿病性網膜症と指趾末梢の神経症状がありました。また、持参薬にばらつきがありましたが、これは家族から「Uさんはもともと面倒くさがりな性格で、自宅では長男が毎朝出勤前に内服をするように声かけをすることを習慣としていたが、うっかり飲み忘れてしまう傾向があった」との情報が得られました。

B 入院3週目

　当院の薬剤師がUさんに、内服薬、貼り薬、インスリンの知識と、薬の作用・副作用の説明をしました。

　看護師はパンフレットを用いて、Uさんに疾患の基礎知識、薬の服用方法、インスリンの必要性について説明しました。とくに内服薬の具体的な服用方法については、薬を袋からこぼさないように、かならず机の上など平坦な場所で開封するように指導し、Uさんから同意を得ました。

　また、Uさんには糖尿病の合併症である手指の神経症状があるため、内服袋を開封する動作の練習を行いました。その結果、Uさんは自力でこれを実施できるようになりました。

　当初、看護師は内服フローシートを用いてUさんの服薬能力を評価し、まず1日間の服薬管理から開始しました。Uさんが薬の飲み忘れや飲み間違いをしないように、毎食後に声をかけて確認することで、服薬の一連の流れを問題なくすすめられるようになりました。また、使用済みの薬袋を空薬包入れに入れることも確実にできる

B章｜ADLごと！　入院時期別のすること

ようになりました。

C 入院4週目

　内服フローシートを使って再度評価し、3日間の薬の管理に移行しました。Uさんは薬を服用する前にナースコールで看護師を呼び出し、必要事項を確認しました。しかし、Uさんには神経症状があるため、誤って2日分の薬を取ることがありました。そのため看護師は、Uさんが日にちを確認し、1日分ずつ薬を手に取るように指導しました。

　また、Uさんから、自宅での薬の管理方法として、服薬カレンダーのほうが本人や家族にとってわかりやすいので、服薬カレンダーによる管理に変更してほしいという要望がありました。

　認知機能については、日中に食堂やカフェでの活動に参加するよう促した結果、検査で改善がみられました。

D 入院5週目

　服薬カレンダー管理での管理に変更したことで、内服の取り間違いや飲み忘れなどがなくなりました。

　Uさんからは「明日でセットされている薬がなくなるから、またセットしてください」と、内服に関心を寄せている発言が聞かれるようになりました。

E 入院6週目

　内服、インスリン、貼り薬に関して家族指導を行いました。デモ機を用いてインスリン皮下注射練習を実施したほか、看護師が作成したパンフレットに沿ってインスリン皮下注射の手技を指導しました。

　Uさんと家族は「インスリンの針の取り扱いに関して不安がある」と語っていたため、傾聴し、安全に取り扱いできるように複数回に分けて指導しました。また、注射針の取り扱いについても、同様に指導しました。

　手指神経症状があるため、Uさんには貼り薬の細かい動作がむずかしいとの訴えがありました。そのため、キーパーソンであるUさんの息子に、就寝前に貼り薬を貼り換えるように指導しました。

F 入院7週目

　看護師が、Uさんのインスリン自己注射の手順を確認しました。

　薬の服用については、カレンダーを使って1週間分を管理しました。家族も協力しており、Uさんの息子が服薬カレンダーを購入し、毎週月曜日に1週間分の薬をセットするようにしました。そして、仕事へ行く前や帰宅後に薬の服用を確認するよう息子に頼み、同意を得ました。

　Uさんは、退院後のサービスを調整しているので、薬の管理について不安を感じ

ることなく、在宅での生活を始められる予定です。

おわりに

　患者さんが在宅生活を継続、維持するため、薬剤を正しく服用、使用できること
は非常に大切なことです。看護師は、患者さんの目標に向かってサポートしていく
大きな役割を担っています。薬の効果や副作用なども理解できればいいですが、こ
れができないと在宅に戻れないということはありません。

　患者さんの個々の能力を把握し、それを補う工夫とサポートをしていくことが大
切だと考えます。また退院後の生活を見据え、生活期の関係機関にしっかり引き継
ぐことが重要です。

[引用・参考文献]

1) 国立国際医療研究センター糖尿病情報センター. インスリン・GLP-1 製剤の自己注射を始められる方へ. https://dmic.ncgm.go.jp/content/it_07.pdf（2024 年 6 月閲覧）.

2) 公益社団法人日本糖尿病協会. インスリン自己注射ガイド. https://www.nittokyo.or.jp/uploads/files/GUIDE_140515_B5.pdf（2024 年 6 月閲覧）.

自宅退院のための環境づくりですること

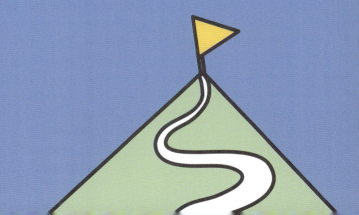

C章 | 自宅退院のための環境づくりですること

1 自宅情報の調査と活用

農協共済別府リハビリテーションセンター 看護・介護部 看護課長／回復期リハ看護師 ● 赤山亜紀

はじめに

　回復期リハビリテーション病棟（以下、回復期リハ病棟）では退院後、患者さんが安全に安心して過ごせるよう、入院早期から自宅環境や家族の介護力などについて情報収集を行い、入院中から患者さんのADLに応じて、自宅の環境を想定した具体的な動作練習を取り入れています。多職種でしっかり情報共有し、自宅退院に向けての課題はなにか、必要な支援はなにかを整理し退院支援につなげていくことが重要です。

自宅訪問

自宅の写真撮影

　当センターでは、入院時に自宅の写真撮影の依頼を実施しています。図1のように測定場所をわかりやすく示して家族に説明しています。

　入院時に退院後の方向性が未定でも、入院当日から退院支援は始まっているので、患者・家族のニーズを把握し計画的に取り組むことが重要です。

2 自宅への訪問

　自宅退院が可能と思われる患者さんのために、退院後に自宅生活が行えるよう、自宅を訪問し必要に応じて手すりの設置などの家屋改修、福祉用具や介護サービスの提案を行います。自宅には担当の理学療法士（PT）または作業療法士（OT）、介護福祉士または看護師、社会福祉士が同行します。

　患者さんの自宅を訪問することで、より自宅生活にあった支援を、退院までの入院期間でスムーズに実施することができます。患者さんの自宅での実際の生活を知り、退院後になにが必要か、入院中にどのような支援が必要かを検討していきます。

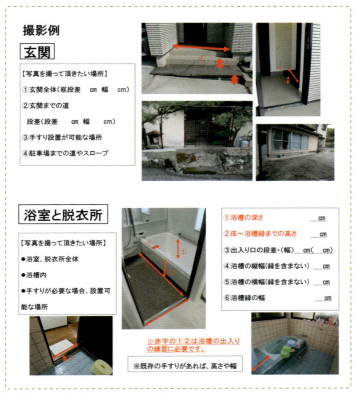

図1　家族に渡す写真撮影依頼

3 屋内、屋外の環境

A 屋内の環境

　患者さんの退院後のADLと生活の予測を行い、自宅で移動する場所の動作確認を行います。脳卒中による片麻痺や頸髄損傷による四肢麻痺が残存し、退院時に車椅子生活や杖などの補助具での移動を余儀なくされた場合、小さな段差でも大きな問題になります。病棟のように整備された環境ではなく、玄関前や部屋の敷居に段差があると転倒につながる恐れがあります。

　転倒のリスクにならないように段差解消のみではなく、手すりの設置や家具の配置を変えるなどの検討も必要になってきます。また、生活のスペースはどの部屋になるのかを確認して、玄関から部屋までの距離や、部屋からトイレまでの距離の移動は可能かの確認も必要です。

B 屋外の環境

　買い物に行く場合のことを想定し、スーパーマーケットやコンビニエンスストアなどが自宅からどの距離にあるか、周辺の状況の確認が必要です。さらに交通機関を利用する場合は、バス停や駅はどこにあるのかなども確認しておく必要があります。

C章 | 自宅退院のための環境づくりですること

当センターの地域は坂が多く狭い道路も多いため、自宅周辺の動作確認も欠かせません。

図2は退院した患者さんの1例ですが、玄関前の砂利の上に飛び石が数個ならんでいて、外出する際は家族が同行していました（図2ⓐ）。玄関周りのアプローチを住宅改修で環境を整え（図2ⓑ）、シルバーカーを使用して1人で外出できるようになったため外出の頻度が増え、近所の友達の家に遊びに行くことができるようになったケースです。

4 清潔動作の環境（排泄・入浴）

A トイレの環境

自宅退院をするうえで、トイレの環境は重要な要素です。病院の洋式トイレで排泄練習を行い、動作を獲得したとしても、自宅のトイレが和式で改修がむずかしい場合は、簡易式便座トイレを設置するなどの工夫が必要です。

また、車椅子生活でトイレを使用する場合、トイレの入り口が狭く車椅子が入らないなどの問題もあります。その場合、大きな改修はしなくてもトイレのドアを外すことで車椅子が入るようになったケースもあります。

排泄介助は介護者にとって大きな負担になることが予想されるので、患者さんの排泄パターンや動作能力を把握し、安全に排泄動作が行えるように環境を調整していきましょう。

B 浴室の環境

浴室については、浴室の深さ（浴槽内台が必要か）や手すりの有無（どこに設置するか）、シャワー操作の確認、そして脱衣所には介護者が介助できるスペースを確保する必要があります。

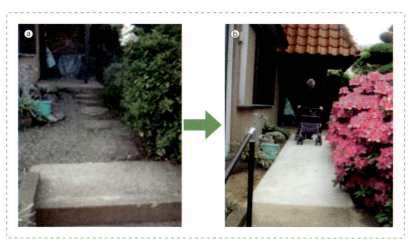

図2　玄関周囲の改修後の様子

浴室が屋外にある場合は浴室までの移動が可能かを確認します。自宅での入浴介助が困難な場合は、ヘルパーの利用や通所リハでの入浴を提案するなど情報提供を行います。

体調管理の維持（薬の管理、病院受診）

　脳卒中患者さんは高血圧や脂質異常症などの持病があり、再発率は5年で35.5％、10年で51.3％と高く、再入院する患者さんもいます。健康管理への意識を高くもち、維持していくことが重要です。入院中から規則正しい生活習慣を身につけ生活指導を行うことで、再発予防にもつながります。必要な患者さんには管理栄養士から食事指導、薬剤師から服薬指導を実施しています。

　病院では食後に患者さんが内服したのか看護師が確認することができますが、自宅では確実に内服ができているかの確認ができません。服薬忘れや重複与薬を防ぐために、毎食後に内服している薬を1日に2回、もしくは1回に回数を減らすなどの対策を検討します。また、訪問看護師の介入により内服確認を依頼します。

　退院後も再発予防のために定期的な通院などが必要です。定期受診を忘れないことと、身体の異常を感じたらかかりつけ医を早めに受診するように指導します。

家族・周囲の理解力や協力体制

　当センターのある大分県別府市の高齢化率は35.48％と高く、全国平均の29.0％を上回っています。超高齢化が進み、核家族化により老老介護や独居生活の患者さんが増えてきています。また、近隣に家族がいない場合や共働きにより、家族との同居がむずかしいケースも少なくありません。

　障害を抱えたままの生活は患者さんだけではなく介護する家族の身体的、精神的に負担になり、介護の継続が困難となる原因にもなり得ます。患者さんが住み慣れた環境で安心して暮らしていくためにも、患者・家族の取り巻く環境を理解し、退院時に必要な社会資源の活用を考えていくことが重要です。

おわりに

　入院時から患者さんがどのような状態でいつ退院するのかを考え、患者さんの退院後のよりよい生活につなげるために、患者・家族の思いや意向を汲み取り、さまざまな環境について問題を洗い出していくことが大切です。

C章 | 自宅退院のための環境づくりですること

　当センターの過去3年間の在宅復帰率は**表1**の通りです。障害が残ったままの退院は患者・家族も少なからず不安があるものです。障害が残っても住み慣れた自宅に戻り、その人がその人らしく生活し社会参加できるように、私たち多職種チームは患者さんと目標を共有し一丸となって患者・家族の支えとなるよう日々努力しています。

表1　当センターの在宅復帰率

年度	復帰率
2020年度	84.6%
2021年度	87.0%
2022年度	79.9%

[参考文献]

1）田口芳雄ほか．最新：脳卒中患者ケアガイド．東京，Gakken，2007，168p．

2）日本脳卒中学会脳卒中ガイドライン委員会．脳卒中治療ガイドライン．東京，協和企画，2021，320p．

2 自宅の環境調整

玖珠記念病院 地域連携室／脳卒中リハビリテーション看護認定看護師 ● 佐藤　史

はじめに

　脳卒中などの発症後、さまざまな後遺症を来した患者さんが自宅退院を目標とした場合、これまで生活をしていた自宅の住環境を確認し、必要に応じて、①安全で、②過ごしやすく、③自立に向けた環境——へと調整を行う必要があります。

　環境調整を行う場合、住み慣れた自宅の環境を多少でも変えることは、患者・家族にとって大きな不安やストレスになり得ます。そのため、環境調整に対する患者・家族の思いやニーズを確認したうえで、環境調整を行うことの必要性を十分説明し同意を得ることが重要となります。

　加島[1]は、住宅改修を行ううえで必要なことは、している生活やしたい生活を把握し、その生活を送るためには、どのように現在の身体状況にあわせて住宅改修を行うと、希望やニーズを叶えることができるかを考えることが必要、と述べています。

　私たちは自宅環境の詳細な情報収集と情報共有、患者さんの動作確認を行い、さらに担当ケアマネジャーなどの地域関係者からの意見も参考に、問題点や課題についてチームで検討を重ね、患者・家族にとって最善の環境調整を行うことが重要と考えます。

玄関（入り口）

1 玄関の安全確認

　玄関は、段差の高さや傾斜の角度、上がり框（かまち）の有無、敷居の有無、扉の種類、ドアノブの型（握り玉・レバーハンドルなど）、鍵の施錠と開錠を患者さん自身が行うか——などを確認する必要があります。

　段差や傾斜は転倒リスクが高い場所であり、リスクを回避するためのスロープや手すりの設置について検討が必要です。

2 扉の種類と開閉の検討

　扉の種類には開き戸（内開き、外開き）・引き戸などがありますが、開閉する際、扉が身体に接触しないか、身体の向きを変える・位置をずらすなどの動作を要する

C章 | 自宅退院のための環境づくりですること

かを確認し、検討を行います。

さらにドアノブや鍵の施錠・開錠を患者さん自身が行う場合、容易に操作ができるかを確認し必要であれば改修の検討が必要となります。

3 移動手段と玄関の対応

また移動方法が車椅子やリクライニング車椅子・歩行器などの場合、玄関から屋内へ入ることがむずかしいことが想定されるため、玄関以外で出入りが可能となる場所の調整が必要です。

さらに靴や下肢装具の着脱、移動方法（独歩・杖歩行・歩行車・車椅子など）によっては玄関ホールの広さが必要となる場合があるため、玄関の面積や上がり框の有無、障害物になりそうな物品の大きさや位置を確認しスムーズな動作が行えるよう、環境調整を行うことが必要です。

居室・寝室

1 居室および寝室の環境調整

居室や寝室のドアの種類を確認し開閉時の危険防止対策を行います。居室内の広さや座る場所、畳・カーペットなど敷物の有無、床がフローリングなどで滑りやすい場所はないか、床面のコード類の有無と数、移動の妨げになりそうな物品の有無、夜間の照明などの確認と居室内での移動および動作確認を行います。

畳や敷物のヘリ（ふち）はつまずきやすく、また靴下をはいた状態での歩行は足元が滑りやすくなります。さらに床面のコード類も転倒リスクの因子となるため、敷物を工夫するほか、コード類をまとめ、移動の妨げにならない場所へ移します。

壁などを利用し、つたい歩きで移動を行う場合もありますが、安全性を考え、手すりの設置について検討する必要があります。

2 寝室におけるベッド周りの調整

寝室はベッドやベッド柵・バーの設置など体位変換・起居動作・移動動作がスムーズに行えるよう、昼夜の動作を確認し、ベッドの種類・ベッド柵とバーの設置について調整を行います。さらにベッドサイドにポータブルトイレを設置する場合はベッドとポータブルトイレ間の移動動作がスムーズに行えるようポータブルトイレを置く位置の設定が必要です。

紙オムツや尿取りパッドを使用している場合は、使用済みの入れ物（容器）の設置と、急ぐときや夜間でもすぐに準備ができるよう使用前の紙オムツなどの収納場所を決めておくとよいでしょう。

3 夜間の動作と安全対策

　日中に比べ就寝後はさまざまな動作が緩慢で不安定になることを予測し、夜間の動作確認を行い転倒などのリスクが最小限となるよう、足元灯などの照明器具の設置も含めたベッド周囲の環境調整が必要です。

　見守りや介助が随時必要な患者さんの場合には、1日のうちで多くの時間を過ごす部屋や寝室を家族から見える場所へ移すことも、検討内容に含まれます。

トイレ

1 排泄動作と環境調整

　排泄動作は、便座に座るまでの移動動作、便座へ座る、便座からの立ち上がり、下衣の上げ下ろし、立位・座位バランスを保持しながら排泄後の拭き取りを行う──など、同時に上肢の動作を行う必要があります。

　とくにトイレはほかの部屋に比べると狭く、そこで行う一連の動作の妨げにならないような環境調整が重要です。

2 トイレのタイプと設備の検討

　トイレのタイプとしては和式トイレに比べ、洋式トイレのほうが移動動作や排泄後の後始末がしやすく介助者の負担軽減からみても洋式トイレが望ましいと思います。もともと洋式トイレであれば手すりの設置などでよいですが、和式トイレの場合には便座をかぶせるだけの簡易洋式便座を用いることも可能です。

　紙オムツや尿取りパッドを使用している場合は、使用済みの入れ物（容器）の設置と使用前の紙オムツ・尿取りパッドの置き場所を決めておくとよいでしょう。

　またトイレは寒暖差が生じる場所のため、可能であれば暖房器具やウォームレット（暖房便座）の設置を検討してください。

浴室・脱衣室・洗面台

1 ヒートショック対策

　浴室・脱衣室も寒暖差が生じるため季節によってはヒートショックを起こしやすい場所とされています。ほかの部屋との寒暖差を少なくするよう暖房器具の設置を検討してください。

2 椅子の設置の検討

　椅子に座り衣類の着脱を行うほうがよい場合には、安全で安定感のある椅子の設置を検討してください。洗面や手洗いなどで洗面台を使用する際にも、椅子の設置

C章｜自宅退院のための環境づくりですること

について確認します。

浴室内は、お湯や水・石鹸・シャンプーなどで床面が滑りやすくなります。とくに入浴中は衣類を身に着けておらず、転倒などの発生時には外傷や骨折などを負う危険性が高い場所でもあるため、シャワーチェアの設置が望ましいです。

3 浴槽の確認

浴槽の出入りには跨ぐ動作が生じます。浴槽の型（埋め込み型・据え置き型）と入浴時の動作確認を行い、リスクを回避できるよう環境調整を行うことが必要です。

廊下・階段

廊下は壁をつたい歩きする場合がありますが、やはり安全性を考え、手すりの設置を検討してください。また階段は転倒・転落のリスクが高い場所でもあるため、1段の幅や高さ、段数を確認し、手すりや滑り止め、足元灯などの照明器具の調整を行う必要があります。

階段昇降の動作確認を行い転倒・転落のリスクが高いようであれば、居室や寝室を1階に移動するなどの検討が必要と思われます。

まとめ

患者・家族にとって最善の環境調整を行うためには、私たち看護師も住環境調整の知識をもつことが大切です。医療者側は決して先走ることなく、患者・家族と足並みを揃え、自宅へ退院したその時点からスムーズな生活が始められるよう、その患者さんにとって必要な場所に必要なことが提供できるよう、きめ細やかな環境調整への支援をチームで行うことが重要であると考えます。

[引用・参考文献]
1）加島守．"住宅改修の目的"．住宅改修アセスメントのすべて：介護保険「理由書」の書き方・使い方マニュアル．改訂版．東京，三和書籍，2020，17．

3 在宅生活に向けた患者・家族の指導

農協共済別府リハビリテーションセンター 看護・介護部 課長補佐／回復期リハ看護師 ●大内幸江

はじめに

回復期リハビリテーション病棟（以下、回復期リハ病棟）では、入院早期から[1]退院後の生活を具体的にイメージした指導が重要となります。患者・家族が自分の病気や障害を理解し、退院後も継続が必要な医療や看護を受けながら自宅で療養するうえで、どのような生活を送るのかを自己決定するための支援が必要です。

また入院する患者さんの多くは、生活習慣病を含めた慢性疾患を患っている場合が多く、退院後も継続的な健康管理が必要となります。

ここでは、退院後に考えられるさまざまなリスクの予防についての対策や指導内容を項目ごとに述べます。

転倒のリスク

1 段差の解消

在宅での転倒は、浴室や台所など濡れた床が原因となることもありますが、敷居やカーペットなどわずかな段差も原因となります。そのため、段差を解消するようなスロープを設置したり、カーペットなどを除去したりするような対策を行います。

2 夜間の転倒リスクの軽減

日中、移乗や移動に問題がない場合でも、夜間は動作が緩慢になりやすく、睡眠薬などを服用しているケースでは、ふらつきやすく転倒しやすいことが考えられます。

家族にも夜間の転倒のリスクを十分に説明し、トイレまでの移乗や移動の見守りや、トイレが頻回な場合はポータブルトイレや安楽尿器などの使用を検討することで、夜間の排泄時の転倒予防を行います。

3 転倒した場合の対処法

万が一、転倒した場合、頭部を打撲したまたは痛みがある場合は、早期に病院へ受診するよう指導します。また転倒した状況をケアマネジャーなどの専門員に報告し、再転倒を起こすことがないよう、対策を立てることの重要性を伝えておく必要があります。

C章｜自宅退院のための環境づくりですること

再発のリスク

1 再発の予防と早期発見

　健康管理については、患者・家族が主体的に生活習慣を見直し取り組んでいけるようにすることが重要です。服薬によるコントロールと生活習慣の改善で再発のリスクも大きく減少するといわれています。もともと飲酒や喫煙など生活習慣の改善が必要であったケースでは、退院後にふたたび始めてしまうこともあります。障害をもった状態で飲酒をすることで、転倒しやすくなり、脳卒中の再発のリスクも高くなります。

　病前の生活習慣そのものを見直した生活が送れるように、入院中から患者さんが主体的に健康管理に取り組むことができるよう、疾患の理解や日常生活上の注意事項などを指導し、自宅へ退院後も再発の予防ができるよう生活指導を行うことが重要です。看護師だけではなく、管理栄養士、薬剤師などからも患者・家族へ指導を行います。

　また、麻痺やしびれ、呂律困難など、いつもと違う症状が出現した場合は、すみやかに医療機関を受診するよう指導します。

2 服薬管理方法の工夫

　入院中の生活では毎日決まった時間に看護師が服薬確認を行います。しかし、自宅では、食事時間が一定ではない、ときには外食をすることもあるなど、服薬忘れが生じやすい環境があります。自宅での生活スタイルに応じて服薬管理の方法を検討していくことが必要です。

　薬によっては時間帯を変更できるものもあるため、かかりつけ医や薬剤師に相談し、数種類の薬剤を一包化し、朝・昼・夕や日付がわかりやすい服薬カレンダーや配薬BOXなどを準備するなどの工夫を提案します。このような対応策は入院中から早期に検討し対処していくことが重要です。

廃用症候群（生活不活発症候群）

　廃用性症候群とは、身体の活動性が落ちた状態が続くことで、肉体的、精神的な機能の低下が起こり、その結果として現れる症状の総称です。とくに高齢者では短時間の安静状態でも深刻な廃用性症候群が起こる可能性があります。筋肉や関節などが委縮し寝たきりや、認知症が進行する可能性も少なくありません。

　回復期リハ病棟では、廃用症候群の予防が基本であり、そこからADLの向上を図ります。しかし、自宅での生活では単身、あるいは高齢者の2人暮らし、介護者が

仕事をしている日中は1人になる時間があるなど、さまざまなケースがあります。デイサービスや通所リハなどを利用する患者さんもいますが、サービスの利用以外はベッド上で過ごすといった生活もあり得るかもしれません。

このようなケースで患者さんが陥りやすいのが廃用性症候群です。これらを予防するため、当センターでは次の3つを中心に指導しています。

1 バランスのよい食事を心がける

栄養不足は骨や筋肉を低下させる原因となるため、バランスのとれた食事を摂取することで体力維持を心掛けていきましょう。

2 身体を動かす習慣をつける

長時間、同じ姿勢でいることは筋肉の衰えを促進するため、できるだけこまめに身体を動かすことが大切です

3 心身の健康保持に努める

心身の健康を保つためにストレスを軽減し、リラックスする時間をもつことが重要です。在宅復帰支援では、家庭内および地域生活における楽しみや役割など、生

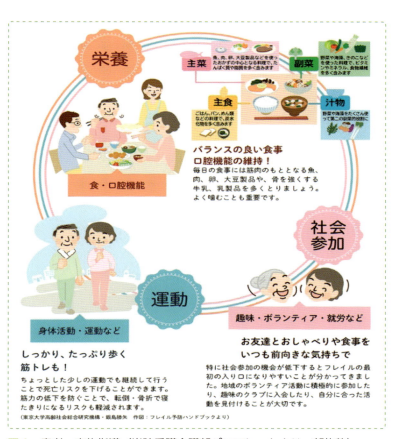

図1 患者・家族指導（当院看護介護部パンフレットより一部抜粋）

C章 | 自宅退院のための環境づくりですること

きがいのある居場所づくりを調整・支援するとともに、復学や復職などの活動などの社会参加を含めた調整・支援も行うことが重要です。

家族の介護負担と家族の役割変化

　入院時から退院後の生活に向けて、患者さんだけではなく「患者を含めた家族」を支援することが必要です。

　入院時、患者・家族に目標に向けた話をすると、「歩けるようになってほしい」「できれば身の回りのことが1人でできるようになってほしい」などの言葉をよく聞きます。家族にとっては発症前の患者さん本来の姿であり、「車椅子に乗って動く父」「トイレ介助が必要な母」を受け入れることは容易ではありません。

　実際に介護生活が日々繰り返されることで、介護者である家族の負担が積み重なり、介護生活の破綻も招きかねません。24時間、365日休みのない介護生活は、身体的、精神的負担となり、家族の健康をも脅かす原因となります。患者さんだけではなく、家族の介護負担も考慮し、社会資源の活用や、地域のコミュニティを利用するなどの情報提供が必要です。

　障害をもった患者さんに対し、家族は今までの生活から「介護」という新たな家族の役割が加わった生活に変えていかなければならず、家族の役割に変化が生じます。退院後の生活においてADLを評価するだけではなく、「家族の役割変化」というQOLの視点を忘れず支援していく必要があります。

おわりに

　退院支援では、患者・家族のニーズを把握し、意思決定の支援を行うことが大切です。

　各入院時期によっても患者の心理状態は変化するため、そのゆらぐ気持ちに寄り添い、家族の意思決定を尊重していくことが重要です。

　回復期リハ病棟に入院する患者さんのなかには認知機能が障害されている患者さんもいるため、今後の療養生活について家族が決定しなければならない場面も多くあります。

　患者・家族の情報はつねにチームで情報共有していく必要があるため、電子カルテなどのツールを活用し、こまめに情報提供していくことが重要となります。

[引用・参考文献]

1) 岡部美枝. 退院後に起こり得るトラブルと対応方法の指導. まるっと1冊リハビリ病棟の退院支援：個別性のある患者・家族支援ができる！. 伊藤由美子編. リハビリナース2013年秋季増刊. 2013, 158-63.

2) 蟻田富士子編. 3ステップでわかるリハビリ病棟の疾患・リハ・看護：まるごとブック. リハビリナース2016年秋季増刊. 2016, 228p.

3) 宇都宮宏子ほか. 退院支援・退院支援ステップアップQ＆A：実践者からの知恵とコツ. 東京, 日本看護協会出版会, 2012, 240p.

4) 鳥羽清治. "廃用症候群". 老年医学テキスト. 改訂第3版. 日本老年医学会編. 東京, メジカルビュー社, 2014.

5) 回復期リハビリテーション病協会. 回復期リハビリテーション病棟のあり方 指針. http://www.rehabili.jp/organization/links/point_vol-1.pdf（2024年6月閲覧）.

C章 | 自宅退院のための環境づくりですること

4 生活期医療との連携

井野辺病院 回復期リハビリテーション病棟 老年診療看護師 ● 安部涼子

はじめに

　回復期リハビリテーション病棟（以下、回復期リハ病棟）では、患者・家族の意思を確認し、「する」ADLへ向けチームでアプローチを行います。療法士が「できる」ADLを拡大し、看護師や介護職が「している」ADLとなるよう支援しています。

　入院中はおもに病院で活動が行われます。そのため、患者・家族は、ADLやIADLの変化にともない、退院直後は住み慣れた自宅であっても不安を感じることも多いです。

　回復期リハ病棟は、75歳以上の高齢者が多く、複数疾患や認知症を合併するなど退院後も医療との連携が必要です。自宅復帰率は80％を超えており、在宅での生活は医療と介護の両方のニーズが高くなります。

　今回、生活期の医療である在宅医療についての理解を深め、回復期リハ病棟との連携について考えます。

かかりつけ医との連携

　回復期リハ病棟を退棟する患者さんの約50％が医療機関の外来診療を選択しています。そのほか、退院後に必要なサービスとして、訪問リハ、訪問看護などが導入されています（図1）。回復期リハ病棟からかかりつけ医へは、入院中の状況を診療情報提供書などで情報共有を行います。さらに、入院中から通院のために必要な公共交通機関やタクシーなどの移動手段や動作確認が必要です。家族の付き添いや介助などのサポートが得られるかなども重要な要因となります。

在宅診療

　在宅診療の対象者は、高齢で通院が困難な方や難病などで療養が必要ですが自宅での生活を希望する方です。医師や看護師などが自宅や在宅系施設へ伺い、生活の場面で診療やケアを実施します（図2）。

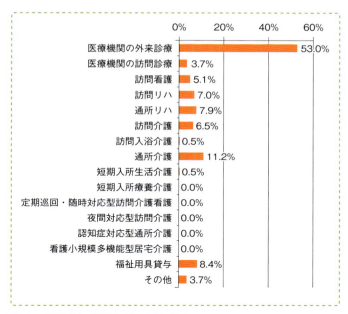

図1　退院後に必要なサービス分布（文献2から転載）
回復期リハ病棟（n=215）。
出典：平成28年度入院医療等の調査（退棟患者表）。

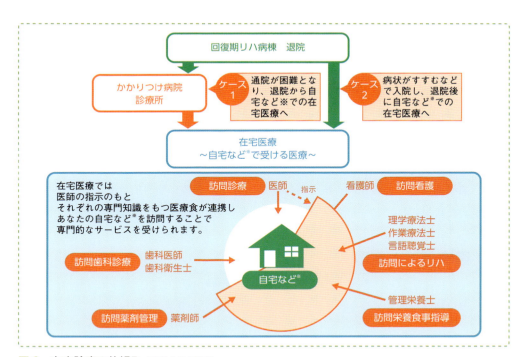

図2　在宅診療の仕組み（文献3から改変）
※自宅など：例えば年齢・疾患・病状によって、自宅のほか高齢者住宅などの住まいで、医療を受けることも可能。

C章｜自宅退院のための環境づくりですること

1 医師による在宅医療

医師による在宅診療は、訪問診療と往診に分けられます。

訪問診療とは、通院が困難な患者さんに対して、患者・家族の同意を得て、医師が計画的・定期的に自宅を訪問して診療します。訪問の予定は、患者さんの病状やケアプランなども考慮し、月に〇回、〇曜日の〇時と具体的に計画します。

往診とは、発熱など患者さんに急な変化が起こったときに、不定期に医師が自宅を訪問し診療を行います。患者さんや訪問看護、施設スタッフより連絡があり、訪問することが多いです。

訪問診療では、基本的な診察・説明および薬剤の処方に加え、必要時は「膀胱留置カテーテル」「気管カニューレの管理」などの定期的な処置も行います。病態が悪化したときには、往診し訪問看護と連携することで「点滴・静脈注射」や「在宅酸素」などの治療も可能です。

患者・家族の意思を尊重し、介護サービスや医療機関と連携しながら住み慣れた自宅での生活を支援します。

2 訪問歯科診療

自宅や施設へ歯科医師や歯科衛生士が訪問します。むし歯や歯周病などの治療や入れ歯の作製・修理、口腔ケアなどを行います。また、誤嚥性肺炎の予防や口腔機能の評価など相談も可能です。

医療保険または介護保険の適応となります。

3 訪問看護

主治医からの訪問看護指示書により看護師などが自宅や施設を訪問し、多職種と連携しながら体調管理や緊急時の対応、処置などを行います。また、療法士が在籍している事業所からは、必要に応じて訪問リハも提供できます。

訪問看護は、介護保険と医療保険が適応ですが介護保険が優先です。しかし、特定の疾患や病状の方や介護認定を受けていない方は医療保険で訪問が可能です。

医療保険の適応（図3）

医療保険が優先となる場合は、次の4つの種類があります。

❶図3の別表第7に記載されている疾患や状態
❷特別訪問看護指示書での訪問看護
❸図3の別表第8に記載される状態や管理が必要な患者さん
❹認知症以外の精神疾患

❷の特別訪問看護指示書は、原則として訪問看護指示書が交付されている患者さんに対して、病状の急激な増悪や退院直後など、通常よりも頻繁な訪問看護の必要性が認められた緊急時に交付され医療保険での介入となります。あくまでも頻回の訪問看護の必要性であり、特定の疾患や症状の制限はありません。また、特別訪問看護指示書の交付要件を表1に示します。

退院前後の患者さんの不安や困りごとは、疾患・治療への対応、日常生活上のこと、医療処置、在宅サービスなどが挙げられ、入院中に退院後の具体的な状況を想像しにくいことで、不安が大きくなります[3]。そのため、図3[4]中の別表第7、8以外の患者さんにも、経管栄養のケアやなんらかの処置が必要で不安があるなど、頻回の訪問看護が必要と判断された患者さんは利用が可能です。

回復期リハ病棟の退院直後から訪問看護へ連携することにより、スムーズに在宅生活へ移行できると思います。

1 訪問リハビリテーション

訪問リハビリテーションは、主治医の指示により理学療法士や作業療法士、言語聴覚士が在宅での実際の生活場面でリハを行います。

医療保険と介護保険があり、「訪問リハビリテーション」と「訪問看護事業所から理学療法士などによる訪問」があります。

退院直後に、リハビリテーションを提供すると機能回復が大きいとの報告があり[5]、

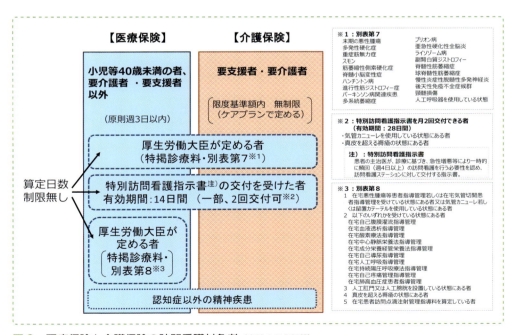

図3　医療保険と介護保険の訪問看護対象者（文献4から転載）

C章 | 自宅退院のための環境づくりですること

表1 特別訪問看護指示書の交付要件

患者さんの状態	交付条件と期間
・急性感染症などの急性増悪時 ・末期の悪性腫瘍など以外の終末期 ・退院直後	・「週4日以上の訪問看護の必要がある」と主治医が判断した場合 ・指示期間は最長14日間
・気管カニューレを使用している状態 ・真皮を超える褥瘡	・月2回（28日間）交付可能

通常は週6回が限度ですが、退院直後から3カ月間は、週12回の提供が可能となっています。

回復期リハ病棟からは、入院中のリハ実施計画書を用い情報共有することで、スムーズな移行が可能となります。退院後早期に介入することで、ADLの改善や生活環境の最適化や活動向上ができ、在宅生活が円滑に過ごすことができます。

2 訪問薬剤管理

主治医の指示により、医療保険または介護保険を使用し、保険薬局などから薬剤師が訪問します。

在宅で薬剤師が関与し、患者さんが適切に服薬することにより患者さんの病状、ADL、そしてQOLを改善または維持することが役割です[6]。

入院中は自己管理ができても、自宅では薬袋の管理方法やお薬カレンダーの配置場所やセッティングなど、退院後の服薬管理方法は検討課題に挙げられます。

訪問薬剤師は医師へ患者さんの服薬状況に基づく処方提案や、困難な場合の対応策の提案などを行っています[7]。退院後の服薬管理がむずかしい患者さんには、訪問薬剤師がかかわることで、服薬の維持・改善が期待できると考えます。

3 訪問栄養指導

かかりつけ医の指示により、管理栄養士が配置されている在宅療養支援病院や日本栄養士会・都道府県栄養士会が設置する栄養ケア・ステーションなどから訪問します。

自宅で治療食が必要な方や低栄養状態の方、嚥下機能障害のある患者さんに対して、栄養状態の評価や生活習慣に適した食事などの栄養管理指導を行います。

回復期リハ病棟では、入院中に体重やBMIもやや減少傾向となっています。入院中は、管理栄養士を中心に低栄養へのアプローチが行われています。退院後、訪問管理栄養士の生活場面に即した指導により、在宅での楽しい食事につながると考えます。

おわりに

　病院と在宅医療との協働による退院支援が重要視されており、さらにシームレスな情報共有や支援が求められています。訪問看護の退院日当日の訪問が可能となり、訪問リハは、退院直後は通常より多くの時間で支援することができます。

　在宅医療では必要なサービスや期間を見極め、専門的にかかわることでスムーズに在宅生活へ移行でき、その人らしい活動へつながっていくと考えます。

[引用・参考文献]

1) 厚生労働省．平成29年度第4回入院医療等の調査・評価分科会．https://www.mhlw.go.jp/file/05-Shingikai-12404000-Hokenkyoku-Iryouka/0000171846.pdf（2024年6月閲覧）．
2) 厚生労働省．在宅医療の推進について：在宅医療の関する普及・啓発リーフレット．https://www.mhlw.go.jp/content/10800000/000502712.pptx（2024年6月閲覧）．
3) 厚生労働省．平成23年訪問看護について．https://www.mhlw.go.jp/stf/shingi/2r9852000001uo3f-att/2r9852000001uo71.pdf（2024年6月閲覧）．
4) 内閣府．医療保険と介護保険の訪問看護対象者のイメージ．https://www.cao.go.jp/bunken-suishin/kaigi/doc/teianbukai94shiryou04_2.pdf（2024年6月閲覧）．
5) 厚生労働省社会保障審議会介護給付費分科会．第230回社会保障審議会介護給付費分科会資料．https://www.mhlw.go.jp/stf/newpage_36124.html（2024年6月閲覧）．
6) 山田武志．厚生労働省在宅医療分野の薬剤師領域における役割・取組と今後について．令和5年度厚生労働省委託事業「在宅医療関連調査・講師人材養成事業」．https://www.mhlw.go.jp/content/10802000/001237311.pdf（2024年6月閲覧）．
7) 回復期リハビリテーション病棟協会．回復期リハビリテーション病棟の現状と課題に関する調査報告書．2024．
8) 日本訪問歯科協会ホームページ．https://www.houmonshika.org/patient/about/（2024年6月閲覧）．
9) 日本訪問看護財団ホームページ．https://www.jvnf.or.jp/（2024年6月閲覧）．
10) 西村一弘．在宅医療における管理栄養士の役割．令和5年度厚生労働省委託事業「在宅医療関連調査・講師人材養成事業」．https://www.mhlw.go.jp/content/10802000/001237313.pdf（2024年6月閲覧）．
11) 厚生労働省第220回社会保障審議会介護給付費分科会．訪問リハビリテーション．www.mhlw.go.jp/content/12300000/001123920.pdf（2024年6月閲覧）．
12) 竹中佐江子．これからの時代の訪問リハビリテーション．総合リハビリテーション．51（9），2023，915-22．

D章

利用できる社会資源の知ること

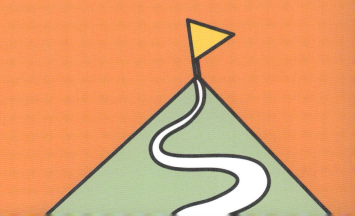

D章｜利用できる社会資源の知ること

1 お困りごと・目的別社会資源ガイド

JCHO 湯布院病院 医療総合支援部 社会福祉士 ● **割石高史**

はじめに

　回復期リハビリテーション病棟（以下、回復期リハ病棟）では、病気やけがなどによる後遺症が残存し、それまでとは違う暮らしかたを検討することも多く、身体機能の改善だけではなく、生活の再建をサポートすることも重要な役割となります。そのため、社会資源を上手に活用して、患者・家族の生活再開がよりスムーズになるよう、制度の仕組みや利用の仕方を理解しておくことはとても重要です。

　この章の1節では、まず事例の経過に沿ってさまざまな困りごとに対し、どのような目的で社会資源の活用ができるのかを示します。そして2節では、回復期リハ病棟で活用頻度の高い社会資源制度について、その仕組みを整理し、理解を深めていきます。最後に3節では、目的ごとに複数ある社会資源をどのように選択し活用するか、具体的な利用の仕方を示します。

ケース①

　Aさん（55歳、男性）は建設会社に勤務し、専業主婦の妻と2人暮らしです。休日に自宅で倒れているところを発見され、急性期病院へ搬送。頭部CTにて脳出血の診断を受けました。保存的加療を実施し、発症から20日目に回復期リハ病棟へ転院しました。

1 回復期リハ病棟：入院時
A 入院時合同評価

　後遺症・障害の状況は、右片麻痺（上肢：Ⅱ、下肢：Ⅲ）、感覚障害（表在覚・深部覚とも鈍麻）、運動性失語、高次脳機能障害（遂行機能障害、記憶障害、認知障害）でした。

　早期に装具を作成し、歩行訓練を開始することにしました。右上肢には重度の後遺症が残ったため、利き手の交換が必要となる可能性がありました。覚醒状態が不安定なうえ、失語症の影響で指示理解が十分ではなく、転倒に注意が必要でした。Aさんの妻は、今後の生活についてイメージがわかないこと、また入院費の支払いに

不安を感じていました。

B 入院初期に大切になるポイント

入院初期は、突然の病気やけがで患者・家族はとまどっていることが少なくありません。とくに急性期の慌ただしい治療期間を経て、今後の見通しがもてないことに不安を感じています。そのため、この時期に大切なのは「安心して入院できることを保証すること」です。具体的には、入院費や装具作成費用の支払いなど経済的負担を明確にすることで、安心して入院ができます。

2 回復期リハ病棟：入院2カ月後

離床機会の拡大にともない、覚醒状態は改善し、日中の活動量は増加しました。また、リハ経過も順調で、ADL全般の介助量は軽減しました（FIM運動項目：57点、FIM認知項目：24点、合計：81点）。とくに立位・歩行をともなう動作の拡大を図ることができ、家族の見守りでの対応が可能となりました。ただ、高次脳機能障害の影響もあり、転倒リスクが持続しているため、声かけなどの援助が必要でした。

自宅での生活再開も具体的に検討するため、介護保険の手続きをすすめることになりました。本人の回復状況に家族も安心している一方で、職場からは休職扱いになると説明があり、収入が途絶えてしまうことへの不安がありました。

A 入院2カ月時のポイント

この時期は、ADLの変化が実感でき、今後の生活について徐々に具体的に検討していきます。しかしその一方で現実感も高まり、不安に感じることも多くなっていきます。そのため、「生活をどのようにサポートできるかイメージをもってもらう」ために介護保険などの社会資源を紹介・調整していきます。その際、手続きにかかる期間を意識して、退院までのスケジュールを提示することが重要です。

また働いている人は、有給休暇などを消化し、休職扱いになる時期です。そのため、治療費や家族の生活費の確保に向けて、傷病手当金などの活用を検討します。

3 回復期リハ病棟：入院4カ月後

A 自宅生活再開のための準備

退院前訪問指導や試験外泊を通し、家族の介護でも自宅で過ごせることが確認できました。そのため介護保険を活用し、自宅生活の再開を準備することになりました。ケアマネジャーと協議を重ね、住宅改修や福祉用具の準備、自宅環境での動作習熟や家族への介護指導などのリハ継続を目的として、訪問リハ利用を調整することになりました。自宅では、屋内用装具の作成が必要なことを確認しました。

B 自宅生活再開前のポイント

自宅生活再開に際し、必要な住宅改修や福祉用具、リハ継続については、介護保険を活用しサポートできます。その際、回復期リハ病棟のスタッフだけで決めてし

D章｜利用できる社会資源の知ること

まうのではなく、今後生活を支えるケアマネジャーや各サービス事業との綿密な協議がとても重要です。

　また治療用ではなく生活で使う装具については、障害者手帳を活用し、作成することができます。

4 退院後

　自宅での生活も落ち着き、妻が介助する場面も少なくなりました。Aさん本人はさらに生活を自立させることや復職を望んでおり、介護保険でのリハでは物足りなくなってきました。そのため、障害者支援施設に入所し、生活リハと復職に向けた支援を受けることとなりました。

A 退院後のポイント

　在宅生活を支えるために介護保険を活用することは有効ですが、Aさんのように年齢が若く、復職などを考えたい場合には十分ではありません。そのため、障害者総合支援法による自立訓練や就労支援などを活用し、幅広い支援を検討することも大切です。

ケース②

　Bさん（78歳、女性）は数年前に夫を亡くし、1人暮らしをしていました。以前から認知機能低下を懸念しており、民生委員が定期的に自宅訪問を行っていました。民生委員が自宅を訪れた際、体調を崩して寝込んでいるところを発見され、急性期病院へ搬送、誤嚥性肺炎の診断を受け、入院となりました。その後、全身状態が安定し、搬送から15日目に回復期リハ病棟へ転院しました。

1 回復期リハ病棟：入院時

A 入院時合同評価

　後遺症・障害の状況は、筋力低下（両下肢）、左変形性膝関節症、認知症（HDS-R：15点）。コミュニケーションは可能で、意思表示もできました。嚥下機能障害がありました。

　全身状態は安定しましたが、嚥下障害により食形態の調整が必要でした。認知症にともない、生活全般に他者の声かけが必要でした。筋力低下、左膝痛による転倒のリスクも高いです。数年前に夫が亡くなり、協力できる親族もいませんでした。老齢年金を受給していますが、自営業だったため、受給額は少なかったです。

B 1人暮らしの場合のポイント

　近年、Bさんのように高齢者が1人で生活していることは少なくありません。また、入院を契機にさまざまな生活課題が露呈することがあります。そのような場合、ま

ずは本人の意思決定を支える関係者を確保することや、金銭管理のサポートなどを準備することが重要です。

2 回復期リハ病棟：入院1カ月後

入院環境にも慣れ、落ち着いて過ごせていましたが、立位・歩行をともなう動作は不安定でした。訓練時は歩行器歩行を行っていましたが、転倒リスクが高く、病棟では車椅子を併用していました。自宅での生活継続は厳しく、Bさん本人の了解のもと、介護施設への入所を検討することになりました。そのため、地域包括支援センターに介護保険の代行申請を依頼しました。また、Bさん本人の経済状況を踏まえて生活保護の申請も必要と考え、福祉事務所への相談も開始しました。

A ポイント

肺炎にともなう廃用症候群や骨折事例などは回復期リハ病棟の入院期間が短く、退院後の療養環境の検討も迅速にすすめなければなりませんでした。とくに認知機能低下を認める患者さんの場合は、早期から本人の意向を確認し、状況を整理したうえで必要な手続きをすすめる必要があります。加えて、施設入所調整が必要な場合は、受け入れ調整にも期間を要するため、早めに関係機関との連携を開始することが重要なポイントとなります。

3 回復期リハ病棟：入院2カ月後

ADLは歩行器歩行が安定するなど若干の改善はありましたが、生活全般に他者の軽介助や食形態の調整を要する状況は持続し、内服管理もBさん自身では困難でした。介護保険は要介護1を取得したため、認知症対応型グループホームへの入所を調整することをBさんと共有しました。それから本人とともに施設見学を行い、施設職員との顔合わせや状態確認などを行いました。

また、入院中の医療費は年金受給額の範囲内でしたが、施設入所費用には足りないため、改めて福祉事務所へ相談し、施設入所時に生活保護を申請することを確認しました。金銭管理は、社会福祉協議会の日常生活支援事業担当者に対応してもらうように手配しました。

A 施設に移る場合のポイント

早期から関係機関と連携することで、スムーズに退院後の療養環境を確保することができます。とくに慣れ親しんだ自宅から施設へ移るという大きな決断をともなうため、施設入所後の相談相手や生活する場所を明確にすることが大切です。それによって見通しが立ち、安心感につながります。

D章｜利用できる社会資源の知ること

おわりに

　ここまでは回復期リハ病棟における事例の経過をもとに、社会資源活用のタイミングを整理しました。次の「知っておきたい社会資源・制度」では、各制度の仕組みについて具体的に整理していきます。

2 知っておきたい社会資源・制度

JCHO 湯布院病院 医療総合支援部 社会福祉士 ● **割石高史**

医療保険

　日本の医療は、病気やけがなどのリスクに備えるため、加入者で保険料を出し合う社会保険方式の医療保険制度で成り立っています。入院してきた患者さんがどの医療保険に加入しているかによって給付の内容や自己負担割合が異なるため、それぞれの医療保険制度について整理し、理解を深めましょう。

1 医療保険の種類

　医療保険には大きく分けて、国民健康保険、被用者保険、後期高齢者保険の3つの種類があります（図1）[1]。

　国民健康保険は、自営業の人、専業主婦、無職の人などが対象です。国民健康保険には「扶養」という考えかたがないため、家族であってもそれぞれが加入者（被保険者）となります。

　被用者保険には、大企業もしくは同業者組合が共同で運営する「組合健保（組合管掌健康保険）」や、中小企業の従業員などを対象とした「協会けんぽ（全国健康保

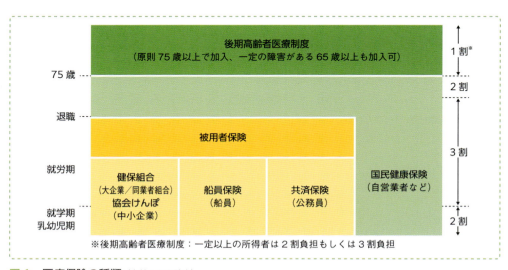

図1　医療保険の種類（文献1から改変）
※後期高齢者医療制度：一定以上の所得者は2割負担もしくは3割負担。

D章｜利用できる社会資源の知ること

険協会管掌健康保険）」、国家公務員や地方公務員、教職員など公務員を対象とした「共済保険」、海上で働く船員などを対象とした「船員保険」があります。この被用者保険には、被保険者と生計を同一にする扶養家族（配偶者や親、子など）も加入できます。

国民健康保険や被用者保険の自己負担割合は、乳児期・就学期と70～74歳はそれぞれ2割負担（現役並み所得者は3割負担）、それ以外は3割負担です。

後期高齢者医療制度は、高齢者の医療費負担を軽減するために設けられた、原則として75歳以上の人が加入する医療保険制度です。この保険には、一定の障害を有する65歳以上の人も申請を行えば加入できます。制度創設当初は、医療機関での自己負担は一律1割でしたが、2022年度から一定以上の所得がある人は、その額に応じて自己負担割合が2割もしくは3割となりました。

2 医療保険の給付内容

医療保険には、病気やけがで医療が必要となった場合に備えてさまざまな給付があります。表1におもな給付の種類と内容をまとめました。

療養の給付は、加入者（被保険者）が病気やけがをしたときに、医療機関で診察や薬の処方、処置・手術などの治療を受けた場合や入院した際に、医療機関の窓口で保険証を提示すれば、自己負担（1～3割）のみの支払いで診療を受けることができます。

また入院した際には、入院時食事療養費で食事の給付が受けられます。1食あたり

表1　医療保険の給付内容

給付の種類	概要
療養の給付	・病院や診療所で受ける診察や薬の処方、処置・手術、入院などに対する給付。 ・患者は年齢や収入に応じてかかった費用の1～3割を負担する。
入院時食事療養費	・入院時の食事費用に対する給付。 ・一般：490円／食 ※指定難病患者、小児慢性特定疾病患者：280円／食、住民税非課税世帯：230円／食
入院時生活療養費	・65歳以上の高齢者が療養病床に入院した場合の食事・療養環境に関する給付。 ・患者は状況に応じて設定された標準負担額を負担する。
保険外併用療養費	保険診療の対象とならない特別なサービス（評価療養、患者申出療養、選定療養）を受けた場合に、保険適用となる診療部分が保険外併用療養費として給付され、自己負担が1～3割に抑えられる。
訪問看護療養費	・医師の指示のもとで行われた訪問看護サービスに関する給付。 ・患者は年齢や収入に応じてかかった費用の1～3割を負担する。
高額療養費	収入に応じた自己負担限度額（上限額）を超えた部分が高額療養費として給付され、窓口での支払いを抑えられる。事前手続きで限度額認定証を発行できる。
高額介護合算療養費	同一世帯の医療保険・介護保険における自己負担が高額になった場合に、世帯の自己負担限度額（上限額）を超えた部分の払い戻しを受けられる。

490円が自己負担になります。ただし、難病認定や小児慢性特定疾病認定の患者さん、非課税世帯の患者さんの場合は、負担減免を受けることができます。ほかにも、1カ月の医療費が一定以上かかった場合には、収入に応じた自己負担限度額を超えた分を払い戻す高額療養費制度があります。

　それぞれの医療保険制度によって、このほかにもさまざまな給付があります。詳細については、加入している保険制度のホームページなどを確認してください。

介護保険

　介護保険制度は、回復期リハビリテーション病棟（以下、回復期リハ病棟）における退院支援の際に、もっとも活用を検討する制度です。介護保険の制度を正しく理解し、適切に活用できるようにしましょう（図2）。

1 介護保険の対象

　介護保険の対象は、65歳以上の1号被保険者と40～64歳の2号被保険者に分けられます。1号被保険者は介護が必要な状態となった場合に申請できます。一方、2号被保険者は加齢にともなう疾病（特定疾病）に起因する介護が必要となった場合に申請できます。

A 申請手続きの流れ

❶介護保険の申請は、患者・家族が手続きをするほかに、ケアマネジャーや地域包括支援センター、介護施設職員などに代行手続きを依頼できます。申請には、介護保険被保険者証が必要です。

❷申請後は、市区町村の職員が自宅や入院・入所先へ赴き、身体状況・精神状態などを直接確認します（認定調査）。また同時に、かかりつけ医（入院中は主治医）が主治医意見書を作成します。

❸❷の情報をもとに介護認定審査会が行われ、要支援1～要介護5の介護区分が30日以内に決定されます。しかし、認定調査や主治医意見書の準備が整わないと、それ以上の期間を要することになるため、退院支援のスケジュールを考慮し、手続きを検討することが重要です。

❹介護区分決定後は、ケアマネジャーに介護サービス計画（ケアプラン）作成を依頼し、サービスの利用ができます。また、施設入所の場合は、入所を希望する施設へ直接申し込み、入所調整をすすめます。サービスを利用する際の自己負担は、患者さん本人の所得によって1～3割負担となります。そのためケアマネジャーには、介護保険被保険者証のほかに介護保険負担割合証を提出します。

D章 | 利用できる社会資源の知ること

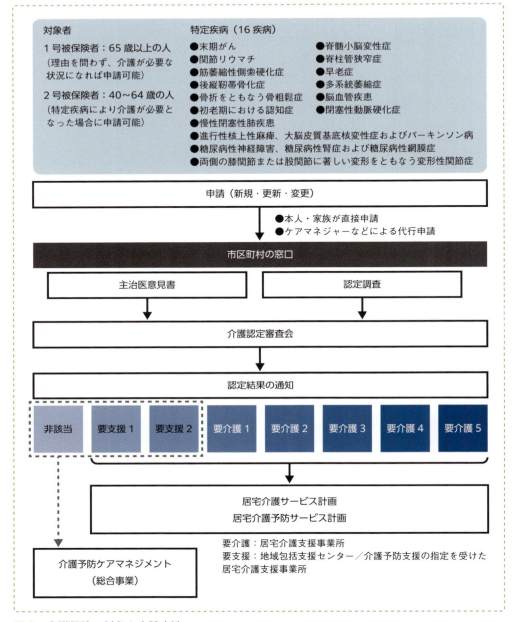

図2 介護保険の対象と申請方法

2 介護保険の給付内容

　　介護保険には、在宅で支援を受ける「訪問系サービス」、事業所に通って利用する「通所系サービス」、入所して支援を受ける「施設入所支援」があります。それぞれの給付内容やポイントを**表2、3**に示します。ここでは、回復期リハ病棟を退院した後に、とくに利用の機会が多い項目について詳しく解説します。

表2 介護保険を活用し利用できるサービス

	サービス	内容	ポイント
訪問系	訪問介護（ホームヘルプ）	訪問介護員（ホームヘルパー）が自宅を訪問し、身体介護や生活援助を行う。	同居家族の有無・状況で生活援助の可否が判断される。
	訪問看護	看護師などが自宅を訪問し、医療処置やケアを行う。	リハを提供している事業所もある。※医師の指示が必要。
	訪問リハ	リハ専門職が自宅環境に応じた訓練を行う。	※医師の指示が必要。
	訪問入浴	自宅に介護用浴槽を持ち込み、入浴介助を実施。	看護師など複数名で対応。バイタルサインのチェックなども行う。
	定期巡回・随時対応型訪問介護看護	24時間対応で訪問介護や訪問看護の定期巡回を実施。	24時間365日の対応が可能。地域により整備状況が異なる。
	居宅療養管理指導	医師・歯科医師・薬剤師・管理栄養士などが自宅を訪問し、内服薬や栄養など療養上の管理や指導を行う。	生活環境での内服管理や栄養摂取状況などのアドバイスを受けることができる。
通所系	通所介護（デイサービス）	事業所へ通い、食事や入浴などのほか、レクリエーションなど他者との交流を行う（送迎あり）。	利用時間が比較的長い。
	通所リハ（デイケア）	医療機関や介護老人保健施設が運営する事業所へ通い、入浴や機能訓練などを行う。	短時間利用も可能。
	小規模多機能型居宅介護	通いを中心に、利用者の状況や希望に応じて、泊まりや自宅への訪問などを組み合わせて支援を受ける。	利用料は月額定額制。ケアマネジャーも同じ事業所が担当。

A 訪問系サービス

訪問介護（ホームヘルプ）は、訪問介護員（ホームヘルパー）が自宅を訪問し、身体介護（排泄や入浴などの介助）と生活援助（食事の準備や掃除など）を行います。原則として利用者本人への支援のため、生活援助は同居者の状況によって利用できるかどうかが判断されます。

訪問看護は、医師の指示のもと、在宅で生活する利用者の健康状態のアセスメントや医学的ケア、家族からの相談や指導などを行います。例えば、胃ろうやストーマなどの管理を在宅で行う際などに、訪問看護でサポートを受けることによって、患者・家族が安心感を得ることができます。

訪問リハは、医師の指示のもと、リハ専門職が自宅を訪問し、生活環境に応じた機能訓練や介護指導などを行います。20分が1単位で、2〜3単位で提供している事業所が多いようです。入院中に行ったリハが生活場面で生かされているかを確認するためにも、退院直後に利用すると非常に効果的です。また、訪問看護と訪問リハは医療保険での提供も可能です。

B 通所系サービス

通所介護（デイサービス）は、食事・入浴・体操などのレクリエーションを提供

D章｜利用できる社会資源の知ること

表3　介護保険を利用して入所できる施設一覧

	特別養護老人ホーム（介護老人福祉施設）	老人保健施設（介護老人保健施設）	介護医療院	認知症対応型共同生活介護（グループホーム）	有料老人ホーム
対象	要介護3～5 ※要介護1～2は事情により特例入所が可能。	要介護1～5	要介護1～5	要支援2、要介護1～5 ※認知症の診断が必要	要支援1・2、要介護1～5
概要	・食事、排泄、入浴など生活全般の介助。	・日常生活における介護とリハを提供し、**在宅生活再開に向けた支援**を行う。	・**医学的管理のもとにおける看護・介護・リハ**などを実施。	・家庭的な環境で穏やかな生活。 ・日常生活上の介護と利用者のできることを生かして生活を支える。	**介護型**：施設職員による介護提供（特定施設入所者介護の指定） **住宅型**：食事や生活支援。介護を要する場合は外部利用 **健康型**：食事などのサポート可
		※ショートステイ（短期入所生活介護）として利用が可能。			
期間	・入所期間：無期限 ・終身利用可	・長期間の利用はむずかしい（おおむね3～6カ月程度）。	・入所期間：無期限 ・終身利用可	・入所期間：無期限 ・病状悪化により入所継続困難	・入所期間：無期限 ・終身利用可
費用	・介護度に応じた自己負担（従来型・ユニット型で異なる） ・食費・居住費・日用品費など	・介護度に応じた自己負担 ・食費・居住費・日用品費など	・介護度に応じた自己負担 ・食費・居住費・日用品費など	・介護度に応じた自己負担 ・食費・居住費・日用品費など	・入居一時金・介護度に応じた自己負担 ・食費・居住費・日用品費など ※施設ごとに金額に幅がある
医療	・協力医療機関による診察 ・外部医療機関の受診も可	・施設配置医師による診察 ・他医療機関の受診はむずかしい（高額薬剤の使用なども含む）。	・日常的な医学管理 ・**看取りやターミナルケア機能** ・**医療処置への対応も可能**（経管栄養や喀痰吸引など）	・外部医療機関での受診 ・医療スタッフの配置基準がないため、医療行為を要する場合は要相談。	・協力医療機関による診察・外部医療機関の受診も可
特徴	・調整に時間を要する。 ・看取りの対応なども可能。	・**在宅復帰率や回転率を求められ、在宅復帰への取り組みを強化**。	〈施設形態〉 Ⅰ型：介護療養病床相当 Ⅱ型：老人保健施設相当以上	・1ユニット：5～9名の少人数 ・原則として施設がある市区町村の住民のみ入所可能（**地域密着型サービス**）。	・施設ごとに費用や取り組み、受け入れ対象が異なる。 ・相談時に念入りに確認が必要。

低 ←――――――― 費用負担 ―――――――→ 高

しています。ほかの利用者やスタッフと交流することで活気が出て、精神面の安定につながることが期待できます。認知症対応に特化した事業所なども増えてきました。
<u>通所リハ（デイケア）</u>は、医療機関や介護老人保健施設に併設されており、医師

の指示のもと、機能訓練などを行います。退院後にリハを継続したい場合などに活用することが多く、他者との交流が苦手でも、短時間の利用で個別リハを受けて帰ることができる事業所もあります。

小規模多機能型居宅介護は、通いを中心に、利用者の状況や希望に応じて、泊まりや自宅への訪問などを組み合わせて支援を受けることができます。1つの事業所でサービスを一体的に提供できるため、慣れ親しんだスタッフのサポートを受けることができ、利用者の安心感にもつながります。サービスを一体的に提供するため、ケアマネジャーも同じ事業所のスタッフが担当します。

C 施設入所支援

介護保険を利用して入所できる施設一覧を表3に示します。

特別養護老人ホーム（介護老人福祉施設）は、日常生活全般に常時介護が必要な人が入所できる施設です。入所対象は要介護3以上ですが、状況によって要介護1、2の人でも入所可能な場合があります。入所費用はほかの施設に比べて安く、経済的負担が大きくなりすぎないことも特徴です。ただ、空きが少なく、入所調整に時間がかかることが課題です。

老人保健施設（介護老人保健施設）は、生活上の介護とリハを提供し、在宅生活再開に向けた支援を行う施設です。2018年の介護報酬改定の際に、施設区分が「超強化型」「強化型」「加算型」「基本型」「その他」の5区分に細分化され、在宅復帰率や回転率など要件を満たす在宅復帰支援機能が重視される仕組みになりました。そのため、長期間の入所はむずかしい場合が多くなりました。また、病状が安定していることが入所の前提となるため、高額薬剤などを使用している場合は入所がむずかしくなる場合があります。

介護医療院は、2018年の介護報酬改定の際に創設された施設です。「医療の必要な要介護者の長期療養・生活施設」として、療養上の管理、看護、医学的管理のもとにおける介護・リハなどを行います。日常的な医学管理、看取りやターミナルケア機能を果たすため、経管栄養や喀痰吸引などの医療処置への対応も可能なことが施設の特徴です。

特別養護老人ホーム、老人保健施設、介護医療院は、利用日数をあらかじめ決めて入所する、ショートステイ（短期入所生活介護）としても活用できます。

認知症対応型共同生活介護（グループホーム）は、認知症のある人が、家庭的な環境で安心しておだやかに生活できることが目的の施設です。日常生活上の介護は行いますが、利用者のできることを生かして生活を支え、個人の尊厳を大切にする取り組みなどを行っています。ユニットごとの少人数で運営し、顔なじみの利用者やスタッフとの関係性のなかで過ごせることも特徴です。医療スタッフの配置基準

D章｜利用できる社会資源の知ること

がないため、医療行為を要する場合は事前に対応について相談する必要があります。

有料老人ホームは、施設の機能によって介護型、住宅型、健康型に分けられます。介護型は市区町村から指定を受け、施設スタッフによる介護が受けられます。住宅型は食事や基本的な生活支援はあるものの、介護が必要な場合は外部サービスを利用します。健康型は、日常生活自体は自立した人（要支援1、2程度）が、食事などの支援を受けて生活しています。ただ、介護が必要となった場合は退所しなければなりません。

現状では、非常に多くの企業や事業所が参入しており、施設ごとに費用や取り組み、受け入れ対象が異なるため、相談時に施設の内容などを念入りに確認することが必要です。

そのほかの施設として、1人暮らしや高齢世帯で生活に不安がある人などが利用できるサービス付き高齢者住宅や、経済的に困窮している人が利用できる軽費老人ホーム、家庭環境に事情がある人が市区町村の措置で利用する養護老人ホームなどがあります。これらの施設についての詳細は、各医療機関の医療ソーシャルワーカー（MSW）などに確認してください。

障害者制度

病気やけがの後遺症により、一定程度の障害が残存すると、障害者手帳の交付を受けることができます。障害者手帳には、身体障害者手帳、精神障害者保健福祉手帳、療育手帳の3つの種類がありますが、どの障害者手帳も障害者総合支援法の対象となり、さまざまな支援を受けることができます。

1 障害者手帳

身体障害者手帳は、疾病や傷病などにより、身体の機能に一定以上の障害があると認められる場合に交付されます。障害認定は、疾病・傷病の治療から一定期間（おおむね3～6カ月）経過後の安定した時期を踏まえ、障害が固定した後に手続きを行います（障害固定）。原則として有効期限はありませんが、障害の状態によっては再認定が必要な場合があります。1～6級の等級があり、複数の障害がある場合は、その評価を組み合わせて等級に反映させます。回復期リハ病棟では、変形性関節症による関節変形や、脳血管疾患や脊椎損傷などにともなう運動麻痺の残存などが対象となることが多いです。

精神障害者保健福祉手帳は、一定程度の精神障害の状態にあることを認定するものです。認定には精神障害による初診日から6カ月以上経過していることが必須であり、また2年ごとの更新も必要です。回復期リハ病棟の対象疾患のなかでは、脳

血管疾患後に高次脳機能障害などが残存した場合が該当します。

このほかに、知的障害者を対象とした療育手帳があります。

2 障害者総合支援法による支援

障害者総合支援法は、障害者の日常生活および社会生活の総合的な支援を行う制度です。この法律の対象範囲は、身体障害者、知的障害者、精神障害者（発達障害者を含む）に加え、以前は制度の谷間となって支援の充実が求められていた難病患者さんや障害児なども対象に含まれています（図3）。

障害者総合支援法による支援は、大きく自立支援給付と地域生活支援事業に分けられます。自立支援給付は、障害者の生活を支えるサービスとして全国一律の給付内容で、介護給付、訓練等給付、相談支援、自立支援医療、補装具があります。

介護給付と身体介護をともなう訓練給付を受ける場合は、介護保険の介護区分と同じように障害支援区分（区分1〜6）の認定が必要です。この障害支援区分認定の流れは介護保険とほぼ同様です。

A 障害支援区分認定の流れ

❶本人もしくは家族などが市区町村へ申請します。

❷認定調査や主治医意見書によって、障害の状況を整理します。

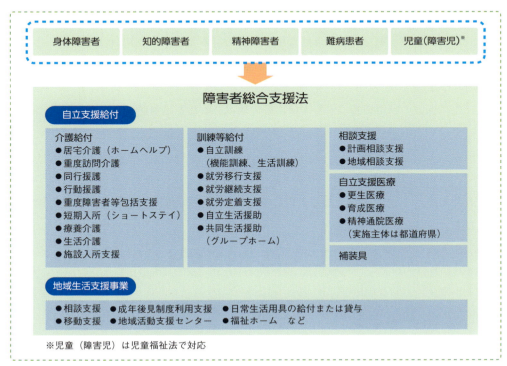

図3　障害者総合支援法による支援内容

D章｜利用できる社会資源の知ること

❸市区町村での認定審査会利用までに一定の調整期間がかかります。
❹障害区分の認定後は、相談支援事業所にサービス利用計画の作成を依頼します。
❺計画に沿ってサービスを利用します。

　障害者手帳の取得期間も考慮すると、障害支援区分の認定にはかなり時間がかかる点が介護保険の手続きと大きく違います。そのため、回復期リハ病棟の入院期間中にサービス利用までの調整がむずかしいことも多く、手続きのスケジュールを考慮した退院支援を検討する必要があります。

　補装具や地域生活支援事業の日常生活用具給付は、障害者が自立した日常生活を送れるよう、装具や福祉用具などを準備できる制度です。詳細については3節「知っておきたい社会資源の使いかた」（p.187）をご確認ください。

生活保護

　生活保護は、生活に困窮する人に対し、その程度に応じて必要な保護（現金給付、現物給付）を行い、健康で文化的な最低限度の生活を保障し、その自立を助ける制度です。

1 生活保護の要件

　生活保護は世帯単位で行うことが原則です。そして、預貯金や土地・家屋などの資産の活用や、働くことが可能な場合は就労すること、そのほかの制度を活用して給付を受けられる場合はそれらを活用することが前提となります（他法優先）。

2 事前の相談

　生活保護の利用を希望する人は、居住地にある福祉事務所の生活保護担当に相談します。この居住地とは、住民票の有無に関係なく、申請をした時点で居住する場所のことを指します。そのため、入院している場合は、その医療機関がある自治体に相談することで生活保護の申請手続きをすすめることができる場合もあります（現在地保護）。また、相談を行った際に生活保護以外の諸制度の活用についても検討します。

3 生活保護の申請

　生活保護の申請をした場合は、保護決定のため、次の調査を福祉事務所が行います。
- 生活状況などを把握するための実地調査（家庭訪問など）
- 預貯金、保険、不動産などの資産調査
- 扶養義務者（3親等までの親族）による扶養の可否の調査
- 年金などの社会保障給付、就労収入などの調査
- 就労の可能性の調査

4 生活保護の決定

申請から14日以内（特別な理由がある場合は30日以内）に、生活保護受給の可否を判断します。受給できる場合は、申請した日にさかのぼって支給額を決定します。支給額は、基準に基づく最低生活費が収入（就労収入や年金、各種手当など）を差し引いた額が生活保護費として支給されます（図4）。

5 生活保護における扶助の種類と内容

生活保護で支給される扶助の種類を表4に示します。生活保護は原則として現金給付で、世帯状況を考慮し、必要な保護費を支給します。

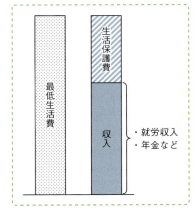

図4　生活保護のイメージ

ただし、医療費と介護保険の自己負担分については現物給付で支給され、各医療機関やサービス提供事業所へ直接支払われます。回復期リハ病棟で作成する治療用装具（下肢装具やコルセット）などの物品も医療扶助の対象となるため、調整が必要な場合は、事前に福祉事務所へ確認する必要があるので注意しましょう。また、回復期リハ病棟に長期間入院していて自宅でだれも生活していない場合は、生活扶助などは不要となるため減額されます。

表4　生活保護の扶助（給付）の種類

扶助の種類	生活を営むうえで生じる費用	支給内容	給付方法
生活扶助	日常生活に必要な費用 （食費・被服費・光熱費など）	〈基準額〉 ①食費などの個人的費用 ②光熱水道費などの世帯共通費用を合算して算出。特定の世帯には加算（母子加算など）。	現金給付
住宅扶助	アパートなどの家賃	定められた範囲内で実費を支給。	現金給付
教育扶助	義務教育を受けるために必要な学用品費	定められた基準額を支給。	現金給付
医療扶助	医療サービスの費用	費用は直接医療機関へ支払い（本人負担なし）。	**現物給付**
介護扶助	介護サービスの費用	費用は直接介護事業者へ支払い（本人負担なし）。	**現物給付**
出産扶助	出産費用	定められた範囲内で実費を支給。	現金給付
生業扶助	就労に必要な技能の修得などにかかる費用	定められた範囲内で実費を支給。	現金給付
葬祭扶助	葬祭費用	定められた範囲内で実費を支給。	現金給付

D章 | 利用できる社会資源の知ること

権利擁護関連

　回復期リハ病棟には、認知機能低下を来した高齢者の患者さんや脳血管疾患にともなう高次脳機能障害などで判断能力に支障が生じている患者さんもいます。そのような場合は、権利擁護関連の制度を活用することで、さまざまな契約や金銭管理のサポートを受けることができます。

1 成年後見制度

　成年後見制度は、認知症などで判断能力が十分でない場合に、財産の管理や生活上の契約などを法的に支援する制度です。手続きは本人、4親等内の親族、市区町村長などが家庭裁判所に申し立てを行い、本人の判断能力によって、後見人・補佐人・補助人のいずれかが選任されます。法的に本人の財産や権利を守ることができる一方で、手続きに時間や費用がかかることが負担となる場合があります。

2 日常生活自立支援事業

　日常生活自立支援事業（あんしんサポート）は、各市区町村の社会福祉協議会が行う取り組みです。この事業では、以下のような支援を受けることができます。

- 福祉サービス利用の手伝い
- 日常の生活に必要な金銭管理の手伝い
- 日常の生活に必要な手続きの手伝い
- 通帳や印鑑、重要な書類の預かり

　この事業の利用は契約に基づくため、本人の意思確認が必要で、認知機能などが比較的保たれた患者さんが対象となります。

　社会資源に関する制度は、社会情勢などを踏まえ、随時改正されます。できるだけ最新の情報を把握し、患者さんや家族に正確な情報提供ができることを心掛けましょう。

[引用・参考文献]

1) 政府広報オンライン. 後期高齢者医療制度 医療費の窓口負担割合はどれくらい？. https://www.gov-online.go.jp/useful/article/202209/1.html#fifrthSection（2024年6月閲覧）.
2) 鈴木豊ほか. 医療福祉サービスガイドブック. 2024年度版. 東京, 医学書院, 2024, 304p.

3 知っておきたい社会資源の使いかた

JCHO 湯布院病院 医療総合支援部 社会福祉士 ●**割石高史**

はじめに

　ここまでは、それぞれの社会資源の仕組みや概要を確認してきました。ここからは、さまざまな社会資源を、目的に応じてどのように選択し活用するかという点について、回復期リハビリテーション病棟（以下、回復期リハ病棟）で取り扱うことが多い項目ごとに具体的に説明していきたいと思います。

医療費（入院費）の負担軽減

　回復期リハ病棟は、ほかの病床機能と比較しても入院期間が長くなります。そのため、入院にともなう医療費の負担も大きくなります。患者・家族が安心して入院ができるよう、医療費の負担が大きくならないようにするための制度の使いかたを確認していきます。

1 高額療養費制度

　公的医療保険における<u>高額療養費制度</u>は、医療費の負担が大きくなりすぎないための制度です。ここでは、1節「お困りごと・目別社会資源ガイド」で紹介したケース①のAさん（55歳、協会けんぽ・限度額認定ウ）の場合を例に説明します（**図1**）。

　入院医療費の総額が100万円と仮定すると、保険証を提示することで7割は療養の給付で支払われます。残りの3割は被保険者の自己負担分ですが、いったん支払った後に高額療養費制度を活用することで、<u>自己負担限度額</u>以上かかった分は払い戻しを受けることができます。また、事前に手続きを行い「<u>限度額適用認定証</u>」を発行していると、医療機関の窓口で支払いを自己負担限度額までに抑えることができます。

　マイナンバーカードを保険証として使用している場合は、窓口で自己負担限度額を確認できます。自己負担限度額は、年齢や収入に応じて異なります。

2 障害者制度

　障害者制度では、障害者手帳をもっている人のなかで、重度障害と認定されてい

D章｜利用できる社会資源の知ること

図1　高額療養費のイメージ（p.170「ケース①」のAさんの場合）

る人は障害者医療（重度心身障害者医療費助成制度）が対象となる場合があり、医療費の自己負担分の一部もしくは全額を軽減されることがあります。ただ、この制度は自治体によって対象となる障害の等級や所得区分などの条件が異なるため、対象になるかどうかは各自治体の窓口での確認が必要です。

3 自立支援医療（更生医療）

前述のほかに、身体障害者が障害を除去・軽減する手術などの治療を受ける場合に、医療費の自己負担分を軽減できる自立支援医療（更生医療）があります。この制度は、世帯の課税状況によって対象となるかが判断されるため、申請前に各自治体に確認が必要です。

回復期リハ病棟の対象疾患では、変形性膝・股関節症や腰部脊柱管狭窄症による手術が該当します。ただし、手術前に障害者手帳を取得していることが条件となるため、事前に利用が可能かを確認する必要があります。

生活費の確保

回復期リハ病棟の患者さんのなかには、働き盛りの世代の人が急な病気やけがで働けなくなり、医療費のほかに家族などの生活費に支障を来す場合があります。そ

のため、収入に変わる生活費の確保は、重要なポイントとなります。

1 傷病手当金制度

医療保険の被用者保険（健保組合、協会けんぽ、共済保険など）には、病気やけがなどで仕事を休み、十分な給与などの報酬が得られない場合に生活を保障するために傷病手当金制度（図2）が設けられています。

> ①業務外での病気やけがによる療養・休業
> ②仕事に就くことができない
> ③連続した3日間の休業後、4日目以降の休業
> ④休業期間に給与報酬がないこと

図2　傷病手当金の受給要件

A 支給額

支給額は、支給開始日前12カ月の給与平均のおおむね3分の2程度です。2022年より、支給期間は最長1年6カ月から通算1年6カ月に変更されました。

2 任意継続被保険者制度

病気やけがの後遺症を理由に退職する場合は、任意継続被保険者制度を活用することで、同じ被用者保険に加入を続けることができ、傷病手当金の受給を継続できるといったメリットがあります。しかし、働いていたときに会社と折半していた保険料の全額を患者さん自身で支払う必要があり、収入や貯蓄の状況を踏まえて慎重に選択する必要があります。

任意継続被保険者制度を活用せず、国民健康保険などに切り替える場合は、加入するタイミングによって同月内に医療保険の自己負担が2回発生することがあります。そのため、月の初めなどに手続きすると負担を少なくすることができます。

▲ 装具・福祉用具および環境調整

回復期リハ病棟では、後遺症による身体機能を補うための装具や、福祉用具を準備する機会がたくさんあります。装具や福祉用具、環境調整は、さまざまな社会資源を用いて準備ができるので、どの制度を活用するのがよいかを検討するため、その違いを確認しておきましょう。

1 装具

入院初期に作成する治療用装具（下肢装具やコルセットなど）は、作成費用を医療保険で対応できますが、いったん全額を支払い、各医療保険の保険者に払い戻しの手続きをする必要があります（療養費払い）。そのため、一時的に費用を負担することで、入院費の自己負担分とあわせるとかなり高額になるため、患者・家族に十分に説明する必要があります。

また、後遺症として麻痺などが残存した際には、障害者手帳を活用して補装具申

D章｜利用できる社会資源の知ること

請ができます。補装具は、日常生活で長期間活用することが前提のため、一度作成すると一定期間はつくり替えができません。また、介護保険で同じような物品の貸与ができる場合などは、利用ができない場合があります。

2 福祉用具

　介護保険の認定を受けている場合は、車椅子や介護用ベッド、歩行補助具など、自立を支援するための福祉用具をレンタルできます（<u>福祉用具貸与</u>）。利用者の状況の変化に応じて、物品を借り換えられることがメリットです。ただ、要支援1、2および要介護1の認定の人は、車椅子や介護用ベッドなどはレンタルできない場合があります。

　また、入浴・排泄関連の福祉用具については、<u>福祉用具購入費</u>が支給され、年間10万円までの購入費が補助されます。購入した代金のうち、介護保険の自己負担分（1～3割）は利用者が支払います。

　一方、障害者手帳を取得している場合は<u>日常生活用具給付</u>を活用し、日常生活がより円滑に行われるための用具を準備できます。ただ、障害の種別・等級によって給付される対象が決められており、市区町村によって支給基準の違いがあるため、事前に各自治体へ相談することをお勧めします。

A どの社会資源を選択するかを判断する

　福祉用具については、複数の社会資源（制度）で準備が可能です。そのため、対象者の経済状況や調整にかかる期間、将来的な障害状態の変化の可能性などを考慮し、どの社会資源を選択するべきか判断が必要です。

　例えば、車椅子を準備する場合、もっとも調整に時間がかからないのは介護保険でのレンタルで、状態が変化してもほかの物品に借り換えができます。しかし、対象者の後遺症や障害の状態によっては、オーダーメイドの車椅子を作成する必要があります。その際は、障害者制度の補装具で手続きをすすめます。この判断は非常にむずかしいため、医療ソーシャルワーカー（MSW）などと協力しながら検討をすすめるとよいでしょう。

3 環境調整

　介護保険での住宅改修費は、利用者の自立に必要な工事（段差解消や手すりの設置、便器の変更など）が対象で、上限20万円までの費用を支給します。介護保険の負担割合分（1～3割）に応じて、工事費用の一部を利用者が支払います。事前申請が必要なため、施工前にケアマネジャーに相談して必要書類を作成してもらいます。

　また障害者制度では、日常生活用具給付のなかに<u>居宅生活動作補助用具（住宅改修費）</u>が設けられています。この給付の基準は介護保険とほぼ同様の内容ですが、対象となるのは移動に支障がある障害の状態に限られています（下肢機能障害3級

以上、体幹機能障害3級以上など）。

　このほか、自治体によっては大がかりな住宅改造をともなう工事の費用を助成する制度を設けていることもあります。必要な場合は、各自治体の障害福祉担当課などへ問い合わせましょう。

リハ継続

　回復期リハ病棟を退院する患者さんにとって、その後のリハ継続は重要な課題です。回復期リハ病棟退院後は、介護保険を活用し、訪問リハや通所リハでリハ継続を調整することが多いと思います。しかし、年齢が若い場合などは、介護保険でのリハ継続に満足感を得られないことも少なくありません。

　そのため、障害者総合支援法で規定された障害者支援施設に入所し、自立訓練（生活訓練や機能訓練）を受けて自立した生活の準備をすることや、社会復帰に向けて就労支援を受けることができます。障害者支援施設は地域によって整備状況が異なるため、利用の検討が必要な場合は医療ソーシャルワーカーに近隣地域の設置状況を確認してみましょう。

おわりに

　社会資源は、制度ごとにさまざまなメニューが用意されていますが、すべてを把握することは非常にむずかしいです。回復期リハ病棟入院中は、生活の再開を考える大切な時期であり、そのため幅広い社会資源の活用を検討する機会も多くなります。ただ、社会資源はあくまで手段であり、本当に必要なことは患者さんや家族のニーズをきちんと把握することと、そのニーズに沿って支援を行うことです。患者さんや家族の支援を通し、すこしずつ社会資源の理解を深めていくとよいと思います。

[参考文献]
1）鈴木豊ほか．医療福祉サービスガイドブック2024年度版．東京，医学書院，2024，304p．

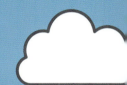
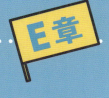

E章

退院支援が
むずかしい患者さんの
事例

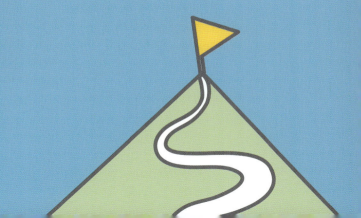

E章 | 退院支援がむずかしい患者さんの事例

1 認知症の患者さん

農協共済別府リハビリテーションセンター 看護・介護部 次長／認知症看護認定看護師●菅 真理

はじめに

2017年に回復期リハビリテーション病棟協会が作成した「回復期リハビリテーション病棟のあり方 指針」（以下、指針）では、「在宅や地域生活への復帰支援」[1)]についても示されています。今回は、指針の内容も踏まえ、退院支援がむずかしい患者さんの事例として、「認知症の患者さん」について述べます。

回復期リハ病棟における看護師が行える退院支援とは

看護師の専門性

まず、回復期リハビリテーション病棟（以下、回復期リハ病棟）における看護師の専門性とはなにでしょう。2023年に回復期リハビリテーション病棟協会より、「看護5か条」[2)]が示されています。ぜひ一度内容を確認してみてください。

「看護5か条」にて示されている専門性とともに、看護師は24時間、365日、入院中はだれよりもそばで患者・家族を見守り、精神面での支えとなり、患者・家族の目標を叶えるべく、ともに歩んでいくことができる職種です（図1）。

看護師が行える退院支援

では、回復期リハ病棟の看護師が行える退院支援とはどのようなことでしょうか？

「看護5か条」には「地域社会への移行を支援しよう」[2)]という項目があります。看護師は、患者・家族の生活者としての目標と予後予測をもとにADL・QOLの向上を図り、患者さんを病院から住み慣れた地域へ戻す必要があります。

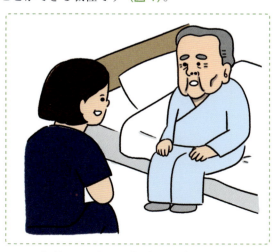

図1 患者さんの思いを傾聴し、時間をかけて信頼関係を構築する

そのためにも、患者・家族が、退院後のことをイメージでき、適切に意思決定が行えるように、現状や予後についての予測を正しく伝え、そのうえで地域社会の状況を正しく理解できるための情報を提供する必要があります。

　また、患者さんが「その人らしく」住み慣れた地域や在宅で暮らしていけるよう医療・介護・福祉での連携も重要であり、看護師が退院支援において連携の架け橋の役割を担えるとよいと考えます。

認知症患者さんの退院支援はなぜむずかしいのか

　認知症患者さんの退院支援がむずかしくなるおもな要因として、「身体疾患や入院により行動・心理症状（以下、BPSD）が出現しますが、その対応が困難であり、治療がスムーズにすすまない」「認知症状の悪化により介護の必要性が高まり、対応できる退院先が決まらない」「入院により、BPSDやせん妄などを発症し認知機能が変化する」「ADLの低下により家族が在宅での介護に抵抗を感じる」「配偶者の高齢化による老老介護」などがあるのではないかと考えられます。

　認知症患者さんは、脳の機能障害のために生活に障害のある状態です。食事、排泄、睡眠、運動などの生活環境をうまく整えられないことで、認知機能以外に身体的機能にも影響が現れます。また、認知症患者自身が身体や精神の異常を自覚できなかったり、感じている心身の不調や不安感などの思いを的確に他者に伝えられなかったりします。

　退院支援も意思決定支援であるため、患者さん本人の意向を確認しながらすすめる必要があります。認知症患者さん本人の意思を確認しづらいことも、退院支援をむずかしくする一因です。

　次項では事例を紹介します。

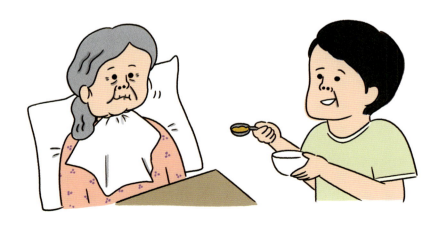

E章 | 退院支援がむずかしい患者さんの事例

事例紹介

患者	Aさん、80歳代、女性
現疾患	左大腿骨転子部骨折術後、アルツハイマー型認知症
家族構成	80歳代の夫と2人暮らし。 キーパーソンは50歳代の長女だが仕事をしている。 50歳代の長男は介護に携わっていない。
病前の状態	要介護1、デイサービスを週5回利用していた。 記憶力の低下と物盗られ妄想があり、夫に対し、声を荒らげることがあった。
ADL	歩行：屋内外、T杖を使用し自立。 排泄：日中はトイレ、夜間はポータブルトイレを使用。 食事・更衣：自立。 入浴：週3回通所にて入浴（夫が見守りで入浴することもあった）。 服薬：夫と長女が管理。
FIM	入院時：運動項目41点、認知項目15点。 退院時：運動項目67点、認知項目14点。
趣味	スポーツ、塗り絵。
自宅での様子	家では椅子に座りテレビをみて過ごし、家事はしない。

退院支援の取り組み

1 入院時

　入院時に、Aさんは「家に帰りたい」、長女は「今まで通り、自分で排泄管理をして自宅内をT杖でも歩けるようになれば自宅へ退院。介助が必要な状態であれば施設を考える」と考えていました。また、Aさんの夫の思いは聴取できませんでした。

　Aさんは、アルツハイマー型認知症により記憶力・見当識の低下がみられました。また、帰宅願望もあったため、担当チームはADLを早期に向上させ、入院による認知症の進行を最小限に抑えるべく、なるべく早い時期での退院を考え、支援を開始しました。

■ ポイント

　認知症の病名があった場合、病前の認知機能障害にともなう生活への影響、できていたことなどをICFの視点で情報を収集し、急性期での精神状態についても家族に詳しく確認しておく必要があります。

2 BPSD発症

　Aさんは「家に帰らせて」と訴え、終日、表情も険しく落ち着きなく過ごしていました。職員の姿を家族と思い、ときおり興奮し、声を荒らげるようになりました。長女はAさんの状態から、自宅復帰に対し不安が強くなりました（図2）。

　担当チームはAさんの状態を長女と共有しながら支援を行っていましたが、長女

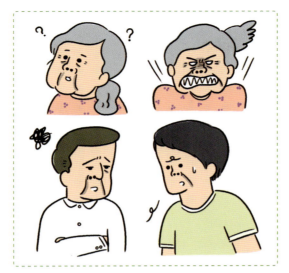
図2 家族が抱える不安

の不安・介護負担感が強くなったため、いったん長女への退院支援を中断し、長女が信頼しているケアマネジャーと連携を密にとるようにしました。Aさんへは薬物療法も含めたBPSDへの対応を開始しました。

Aさんは入院4日目より強い帰宅願望が聞かれ、入院生活に混乱し危険行動がみられはじめました。そのため、認知症ケアチームはBPSDへの対応がまずは優先と考え、Aさんにとっての安心できる環境をつくり、リアリティ・オリエンテーション（現実見当識訓練）と趣味活動を促しました。また、薬物療法を少量から開始しました。

■ ポイント

AさんがBPSDを発症したことで、長女の不安・介護負担感が強くなり退院支援は中断しました。一方で入院前から患者・家族を支えていたケアマネジャーと連携を密にとり、家族に対しては焦らずに、退院支援を再開できるタイミングを待つことにしました。

3 入院1カ月後

AさんのBPSDは改善し、穏やかに入院生活を送れるようになりました。Aさんの様子をみて長女の不安も軽減し、サービスを利用しながらの自宅退院を希望するようになりました。

ケアマネジャーから、方向性が自宅退院に決まり、介護保険の区分を変更する依頼がありました。区分変更後、要介護1から要介護4になりました。

担当チームは、自宅退院に向け家族指導を行いました。その際、夫や長女からは

E章 | 退院支援がむずかしい患者さんの事例

退院後の自宅での生活に対する具体的な話を聞くことができず、Aさんの病状・認知機能・退院後の生活に対しての理解不足を感じました。退院後の生活のイメージができるよう、現在のAさんの身体・認知機能の状態・予後予測などの情報を提供していきました。

■ **ポイント**

AさんのBPSDが落ち着き、家族への退院支援を再開しました。引き続き夫・長女の精神的なサポートを行いながら、認知症患者本人が退院後どのような生活をするのか、Aさんの夫や、ケアマネジャーも含め全員でイメージを共有していきました。

4 入院2カ月後

Aさんは、BPSDへの対応で内服していた薬を減量していきながら、趣味活動への参加、リハを行い、穏やかに生活していました。長女からは「基本的には、夫との2人暮らし。弟の妻が介護することを考えているが、まだ話はできていない」との話が聞かれました。

担当チームは、この時点でAさんが身体的にはリハの目標を達成しており、退院できる状況だと考えていました。認知機能のさらなる低下も考えられたため、早期退院を検討しましたが、「長女の思いだけで退院後の生活が決められているのではないか？」「ほかの家族はAさんの状況を理解できているのか？」など不安に感じたため、家族指導・施設外訓練を通し、担当チームより夫や長女だけではなく今後、介護に協力してくれる孫に対しても退院後の自宅でのイメージを説明し、退院支援をすすめていきました（図3）。

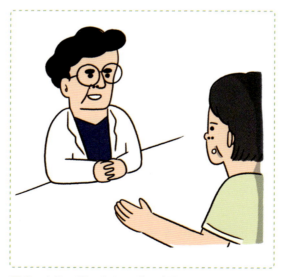

図3 家族の思いをなんども確認していきます。

■ ポイント

　少し遅くはありましたが、Aさんの長女以外の家族の協力を得ながら退院支援を行いました。

5 退院前

　Aさんは「家に帰れるん。嬉しい」長女は「弟夫婦は頼れない」とのことで、介護サービスを利用しながら、Aさんは夫との2人暮らしを再開することになりました。

　担当チームは、長女の思いだけでサービスを調整するのではなく、施設職員・担当看護師・MSW・Aさんの夫・長女・孫と、Aさんの動作確認を行いながら、退院後のサービス利用について検討していきました。

■ ポイント

　時間はかかりましたが、担当チームが諦めることなく長女の気持ちに寄り添い、支援することで、認知症患者が希望していた自宅復帰ができました。

6 本事例のまとめ

　今回、AさんがBPSDを発症したことで、家族が自宅退院後のイメージができず、退院支援が困難だった事例を紹介しました。

　Aさんの思いは一貫していたので、早い段階で、キーパーソンである長女だけではなく、ほかの家族や、介護サービス担当者を巻き込んだ退院支援が必要であったと振り返ります。

認知症患者の退院支援で重要なこと

　認知症患者の退院支援において重要なことは、まずは患者さん本人の意思を尊重し、「住み慣れた地域で安心・安全に生活できるよう支援する」ことであり、本人の残存能力を最大限活用し、入院前と同様の生活を営めることだと考えます。また、家族による在宅での生活の場合、家族の介護負担の軽減とともに、家族も安心・安全に生活できるよう退院支援を行う必要があると考えます。

おわりに

　「認知症患者さんの退院支援はなぜむずかしいのか」の項（p.195）でも述べましたが、退院支援も意思決定支援です。認知症患者さんは、理解力・判断力低下を中心に、意思を形成・表出することが苦手になります。短い入院期間ではたいへんですが、認知症患者さんの意思を尊重し、退院支援を行うために、あらゆる可能性を踏まえ、

E章 | 退院支援がむずかしい患者さんの事例

最善を検討し続けることが重要であると考えます。

そして、認知症患者が『その人らしく住み慣れた地域で安心して暮らす』ことを目標に、「入院前の認知症患者や家族の暮らし・価値観を尊重しながら、必要な課題に対し、多職種で認知症患者主体」[1] の退院支援を行いましょう。

[引用・参考文献]

1) 回復期リハビリテーション病棟協会. 回復期リハビリテーション病棟のあり方指針. http://www.rehabili.jp/organization/links/point_vol-1.pdf（2024年6月閲覧）.
2) 回復期リハビリテーション病棟協会. 看護5か条. http://www.rehabili.jp/organization/links/kango5_1.pdf（2024年6月閲覧）.
3) 亀井智子ほか. 認知症高齢者のチーム医療と看護：グッドプラクティスのために. 東京, 中央法規出版, 2017, 304p.
4) 井上真一郎. せん妄診療実践マニュアル. 改訂新版. 東京, 羊土社, 2022, 278p.

2 家族の協力が得られない独居の患者さん

サンライズ酒井病院 回復期リハビリテーション病棟 看護師長 ● 西　望

はじめに

　超高齢社会を迎え、高齢単身者の割合は年々増加傾向にあり、「令和4年版高齢社会白書」によると、2020年の高齢者人口に占める高齢単身者の割合は、男性15.0％、女性22.1％となっています[1]。清水らは、回復期リハビリテーション病棟（以下、回復期リハ病棟）では「入院前から高齢者あるいは独居者、認知症や医療依存度の高い人の生活再編を考慮した退院支援が実施されている。しかし、退院困難者は年々増加している」としています[2]。

　一方退院支援では、病院と患者・家族、地域の受け皿、病院、在宅ケア関係者をつなぐシステムなど、複数の要因が絡むため、課題が複雑化しています。当院の回復期リハ病棟では、情報共有シートを活用し多職種で退院支援に取り組んでいます。今回は、家族の協力が得られず、退院先がなかなか決まらなかった高齢独居の患者さんに対し、多職種や地域との連携で、本人と家族の納得する退院先が決定するまでの退院支援の実際について紹介します。

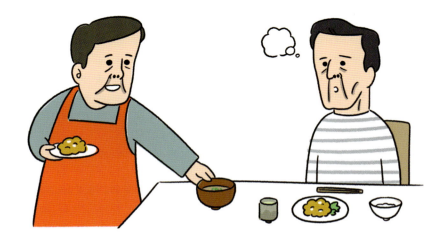

E章｜退院支援がむずかしい患者さんの事例

事例紹介

患者さん	Aさん、70歳代、男性
家族構成	独居、結婚歴なし、子どもなし。 市外在住でこれまでほとんど連絡を取ることはなく疎遠だった弟がいる。
既往歴	なし
生活歴	元大工。自営で、依頼があれば今でも請け負うことがある。
経済面	年金
環境	自宅は戸建て住宅だが、屋根や床が抜け、風呂場も修理が必要。 高齢者が1人で暮らすには危険な状態。
食事	食に興味がなく、気が向いたら食べる程度。
入院時の心身機能	身長170cm、体重44kg、BMI 15.26kg/m^2、血中アルブミン値（ALB）2.7g/dL、総たんぱく（Tp）4.7g/dL、機能的自立度評価表（FIM）46点（運動28点、認知18点）、改訂長谷川式簡易知能評価（HDS-R）9点。
現病歴	弟が自宅を訪問した際に、痩せて元気がないと当院内科へ付き添い受診した。内視鏡検査の結果、多発性出血性胃潰瘍と診断された。また弟からの情報で認知症症状が最近出現してきていたため脳神経外科にて頭部CTを施行し、左視床出血の診断を受けた。出血性胃潰瘍の止血術施行後に、視床出血の安静経過観察目的で一般病棟へ入院となった。全身状態が安定し入院28日目にリハ目的で回復期リハ病棟へ入棟した。

退院支援のプロセス

1 退院へ向けての課題の抽出

転入当日、Aさんの全身状態は安定していましたが、栄養アセスメントでは簡易栄養状態評価表（MNA-SF）が7点と低栄養だったため、栄養サポートチーム（NST）の介入が必要な状態でした。一般病棟からの情報をもとに、さらに面談し情報収集を行いました（表1）。Aさんは、会話中もたびたびふざけたり、軽口をたたく発言をしたりしたため、本当に思っていることがわかりにくい印象でした。

表1　入棟当日の確認項目

Aさんの思い	弟に世話になったから、すべて弟に任せます。
弟さんの思い	施設に入ってほしい。 理由：居住地も遠く、仕事もあり、自身に持病があるため支援できない。
退院へ向けての課題	①身体機能：栄養状態の改善 ②認知機能：認知症生活自立度Ⅱのため安全に生活するための生活環境の整備（健康管理ができる環境） ③公的サービス：介護保険の新規申請 ④退院先：施設の検討 ⑤経済面：年金収入だけでサービス利用や施設入所費用が支払えるか
退院目安	3カ月

Aさんの弟には電話で意思確認を行いました。Aさんは「俺は、若いころから皆の面倒見てきたから、いくらでも友達がいて助けてくれる」「仕事もいくらでもある」と話すばかりで、経済面の情報収集ができませんでした。生活環境の整備にかかる期間とFIMをもとに多職種で予測退院時期を決め、Aさんへ提案しました。Aさんは「すべて病院に従います」と、また軽口をたたいていました。

❷ 情報共有と第1回カンファレンス（表2）

当院の回復期リハ病棟では、入棟時に「患者共有シート」（図1）を作成し、多職種で情報を共有しています。情報共有シートは看護師・療法士・医療ソーシャルワ

表2　第1回カンファレンス（入棟8日目）

医師	今後も定期的に内視鏡検査が必要。 退院後は、食事や服薬など管理ができる施設が望ましい。
看護/MSW	家族は施設入所を希望しAさんも同意している。 経済面に問題があり、家族による経済的支援は困難。
療法士	HDS-R：入院時9点→入棟時14点、まだ改善しそう。 ADL：入浴のみ見守り、ほかは自立。
栄養士	NST介入。

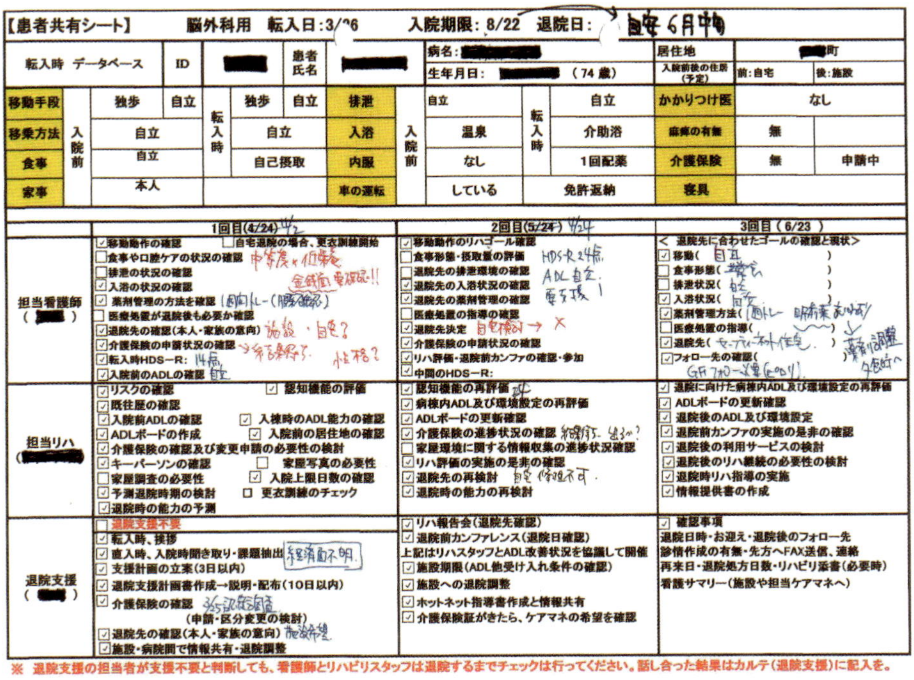

図1　Aさんの患者共有シート

E章｜退院支援がむずかしい患者さんの事例

ーカー（MSW）など多職種で、退院支援に必要な支援の進捗状況がわかるようになっています。

　Aさんの経済面の確認ができていないことがわかり、各職種がそれぞれの場面で情報収集しました。デリケートな問題なので、情報収集のときは、プライベートが保持される環境であることを徹底しました。すると、療法士から「Aさんは年金も少なく借金があり、実は生活困難だった」という追加情報を得ることができました。

　入棟8日目に第1回カンファレンスを行いました（表2）。カンファレンスでは、情報共有シートを活用し、医師の治療方針と退院に向けた課題を共有し、Aさんに安心安全な退院後の生活を提供できるように皆で検討しました。

　Aさんは認知面の低下のほか、出血性潰瘍や視床出血の予防など退院後の生活環境の整備が必要でした。退院後のサポートをしてくれる家族は市外在住の弟だけで、その弟も持病があり協力は得られない状況でした。そのため、退院後にAさんが地域の中で孤立してしまうリスクがありました。さらに食生活においてもバランスの取れた栄養管理はむずかしいことが予測されました。

　そこでサービス利用なども考慮し介護保険と生活保護の申請が必要と考え、Aさんと家族にサービス利用や施設入所の条件について説明し承諾を得ました。

3 第2回カンファレンス（表3）

　入棟28日目に、Aさんが本当は家に帰りたい思いがあることを知り、生活保護申請も受理されたので、自宅退院が可能か皆で検討することを伝えると、Aさんは「うんうん、よろしく頼みます」と笑顔でこたえました。

　HDS-Rが改善し、だれかが見守れる環境であれば、自宅退院も目指せるレベルとなりました。医療保険で訪問看護の利用などを検討していることを伝えると、Aさんはたいへん喜んでいました。

　後日、弟さんと面談しAさんの思いを伝えました。しかし弟さんから「自宅は屋根や床が抜けて、風呂場も健常者でも生活できる状態でない」との情報があり、Aさんは「修理しようと思えばできるけど、子供もいないし修理はしない」と話していました。

　医師からは出血性胃潰瘍は、食事のバランスや規則正しい生活が大切であると説

表3　第2回カンファレンス（入棟28日目）

MSW	Aさんは近くには友人がいるから、本当は家に帰りたい思いがある。生活保護を受けられることになった。
療法士	HDS-R：入棟時14点→24点に改善。入浴も自立しADLは全面自立。
看護師	内服1週間トレーで自己管理開始、時折飲み忘れがあるため声かけ。

明を受け、退院後は施設などへの入所を検討することにあらためて納得しました。

4 地域との連携

A 町内の救護施設との連携

入棟38日目、町内にある救護施設を提案し、Aさんの了承を得たので救護施設へ連絡したところ、「緊急入所があったので、空きがない」との返答でした。Aさんは興奮し「そっちのミスだからほかに行くところがなければアパートを探せ」と立腹してしまいました。Aさんへ提案する前に、入所を検討している人の情報や、返答期日を約束するなど救護施設と連携を取っていれば回避できたことでした。

B 退院先のアパート・セーフティーネット住宅・ケアハウスの検討

入棟40日目、福祉事務所へ生活保護でのアパート賃貸について相談しました。審査が厳しく、さらに認知機能面の低下があると、より審査は困難になるとの意見でした。また、保護費内での食事も1食程度になる可能性もあり、アパートは非現実的と判断しました。

数日後に町内の包括支援センターより連絡をいただきました。福祉事務所から包括支援センターにAさんの情報が伝達されました。包括支援センターからは、市外のケアハウスとセーフティーネット住宅の2件が紹介されました。資料を準備しAさんと弟へ提案しました。Aさんは「ここ仕事で行った、知らない場所じゃないからいいよ」と返答で提案を快く受けました。

5 気付かなかったAさんの本心

民生委員をしているAさんの友人が来院しました。Aさんが「市外の施設に入らないといけなくなった、どうにかしてくれ」と連絡を入れたとのことでした。Aさんは、県内とはいえ長年住み慣れた地域から離れることが不安だったのだと知りました。

民生委員の友人が知り合いの施設に問い合わせ、介護保険がでたら、町内のサービス付き老人施設の職員が面談に来ることになりました。

入棟60日目、介護保険の要支援1の認定を受けました。数日後、その職員が面談に来ましたが、結果は入所不可の判定でした。面談時に受けた印象から、他の入居者とのトラブルを起こす可能性が高いと判断されたためでした。

都築は、「在宅への政策誘導や家族形態の多様化から患者さんの生活が変化してきている。そのため今まで以上に病棟看護師は，生活者として患者をみていくきめ細やかな退院支援が求められている」[3]と述べています。しかし、つねにAさんと確認しながら退院支援を行っていたつもりでも、いつの間にか退院先の確保や安全面ばかりに気をとられ、Aさんの思いに寄り添うことを忘れていたことに気が付きました。

E章 | 退院支援がむずかしい患者さんの事例

6 最終カンファレンス（表4）

　Aさんの希望で民生委員の友人もいっしょに、退院先についてカンファレンスを行いました。

　セーフティーネット住宅は外出も自由にできること、永住でなくても自信がついたらサービスを調整して退所する選択肢もあることを説明しました。民生委員の友人も「そのときはサポートするから」と言葉をかけてくださり、Aさんは、入所の意思決定ができました。

　今回は、事前に空き状況確認とAさんの意思確認を待っていただけるようにお願いをしていたので入所判定の面談までたどり着けることができました。セーフティーネット住宅のスタッフとの面談は円滑に進み入所が決定しました。Aさんもたいへん安心した様子でした。

　退院までの1週間、セーフティーネット住宅周辺にはなにがあるのかなど、スマートフォンで調べ、家具を少しずつ揃えていきたいなど楽しそうに語ってくれ、退院を待っていました。

 ## おわりに

　独居で、家族からのサポートがむずかしい生活保護の患者さんの退院支援を経験しました。

　正井は「本人の思いに寄り添った退院支援を展開していくには、多職種と連携して地域定着につなげていくことが課題であり、重要となっている」[4]と述べています。経済面などデリケートな問題の情報収集は多職種で問題を共有することで、有力な情報を得ることができました。

　また退院先の確保に困っていたときには、福祉事務所の職員が包括支援センターの職員につないでくれたことは、地域との連携の大切さを実感しました。

　高齢化社会において退院支援はさまざまな課題があります。多職種連携の強化、情報共有と適切なタイミングでの支援、そしてなにより本人の意向に寄り添った支援。

表4　最終カンファレンス

医師	退院後も定期的に胃カメラが必要、内服も継続。施設の近くの内科に紹介。
看護師	内服自己管理しているが、眠前の胃薬の飲み忘れが多い。眠前薬の服用タイミングの変更を検討。
療法士	療法士からみたADLはゴールレベル。
MSW	ケアハウスは空床なし、セーフティーネット住宅に空きあり。

これらの課題に取り組みながら今後も、幸せな生活が送ってもらえる退院支援を目指して多職種でがんばっていきたいと思います。

[引用・参考文献]

1) 厚生労働省. 令和4年版高齢社会白書. https://www8.cao.go.jp/kourei/whitepaper/w-2022/zenbun/pdf/1s1s_01.pdf（2024年6月閲覧）.
2) 清水麻子ほか. 回復期リハビリテーション病棟看護師の認知症高齢者への退院支援：在宅の視点のある病棟看護師の実践に対する自己評価尺度調査. 日本リハビリテーション看護学会誌. 8, 2018, 54-60.
3) 都築久美子ほか. 病棟看護師の退院支援の実践に影響する要因. 日本看護管理学会誌. 27（1），2023，112-21.
4) 正井美佳. 退院に否定的な長期入院患者への退院支援：多職種のかかわりによって行動変容が生じた事例からの学び. 日本精神科看護学術集会誌. 59（2），2016，107-11.
5) 湯浅香代ほか. 支援看護師の「患者にとってよい」退院支援を目指す思考過程. 日本看護研究学会雑誌. 42（5），2019，911-20.
6) 川越雅弘. 円滑な退院支援の実現を果たすために必要な体制・プロセスに関する考察：退院支援に関する国の施策動向分析から. 厚生労働科学研究費補助金（地域医療基盤開発推進研究事業）「在宅医療の提供体制の評価指標の開発のための研究」分担研究報告書. https://mhlw-grants.niph.go.jp/system/files/2019/193011/201922013B_upload/201922013B2020060218421785700007.pdf（2024年6月閲覧）.
7) 牧野文香. 退院調整. リハビリナース. 14（1）2021，59-60.

E章 | 退院支援がむずかしい患者さんの事例

3 独居で高齢の患者さん

大分健生病院 回復期リハビリテーション病棟 病棟課長 ● 佐藤みゆき

はじめに

　高齢化にともない独居老人といわれる患者さんが増加し、退院支援が困難な事例が増加しています。

　退院支援における看護師の大きな役割は、看護の専門性をもって、患者さんの心身とともに生活をみる力を活用し、患者さんやその家族の意思決定支援を行うことです。

　今回の事例は、独居で家族からの支援がなく、自宅退院に向けての自宅の環境調整や、施設入所に向けての患者さんの意思を尊重した退院支援にかかわり、学んだことを紹介します。

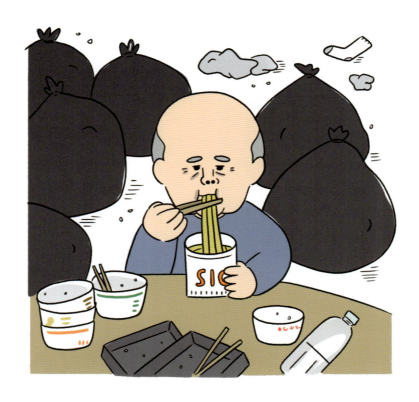

事例紹介

患者	Aさん、80歳代、男性
既往歴	第4腰椎圧迫骨折、陳旧性ラクナ梗塞、左鼠経ヘルニア、難治性逆流性食道炎、高血圧性心不全、骨粗鬆症、新型コロナウイルス感染症。 5年間で8回入退院を繰り返していた。
家族構成	独居、結婚歴なし。愛媛県在住の実妹は絶縁状態。
性格	他者との交流を嫌う、買い物が好き、収集癖あり。 入院中は毎日のように売店に行き、パンやお菓子を買い、間食が習慣となっていた。

看護の実際

1 家屋調査

　Aさんは退院後に自宅で生活することを強く希望したため、生活環境の状況を確認しました。1人で生活しているアパートの部屋は古新聞やカップラーメンの空き容器や日常の生活用品で埋め尽くされており生活できるような状態ではありませんでした。

　そのため、退院の条件にADLの改善だけではなく、生活環境の整備を加えました。

2 環境整備

　Aさんだけでの環境整備では不可能であり、家族と絶縁している状況では協力を求めることができないと判断したため、病院スタッフで行うことを申し出ると、Aさんは快く承諾しました。

　看護師と療法士、そのほか医療生協の組合員さんなどのボランティアにより、Aさんのアパートの部屋を3日間かけて片付けました。不要と思われるものを運び出すと軽トラック2台分のゴミを捨てることになりました。

環境整備に参加した看護師の報告

　看護師2名と療法士2名で、Aさんの家を訪問しました。写真（図）で家の状況

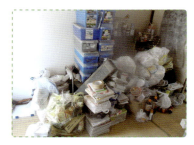 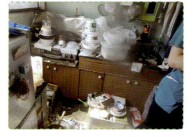 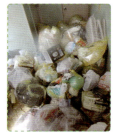

図　Aさんの自宅の様子

E章｜退院支援がむずかしい患者さんの事例

を見ていたため、おおよその自宅内の環境はわかっていましたが、鍵を開けて目に入った光景とさらに臭気で鳥肌が立ちました。

はじめに見た写真より足の踏み場はできており、リビングのゴミは十数袋にまとめられ、キッチンの片隅に置かれていました。まず、その袋を外に運ぶと、袋の中には大量のコバエが発生しており、持ち上げるたびにコバエが飛びました。

キッチンには賞味期限が平成13年前後の調味料や、常温に置かれた豆腐などがあり、そこから異臭を放っていました。料理が趣味というだけに、調味料や皿・フライパンなどがキッチンを占領していました。Ａさん本人にとっては宝の山に違いませんが、期限切れのものや、欠けた茶碗などは破棄しました。流しには使ってから洗っていない皿やフライパンが山積みにされており、それを移動させるとゴキブリや小さな虫が大量に発生していました。

退院後すぐに生活できる程度にはなりましたが、調味料や皿が減っていることにＡさんはどう思うだろう、とモヤモヤした気持ちが残ったままＡさんの自宅をあとにしました。

退院後のＡさんとのかかわり

1 退院直後のＡさん

その後Ａさんが退院してからしばらくの間は、毎日のように当病棟に来て新聞を読んで自宅へ帰るという生活をしていました。そのことが、Ａさんの安否確認となり、スタッフは安堵していました。しかし、新型コロナウイルス感染症の拡大にともない外部からの出入りが制限されるようになったため、Ａさんの顔を見ることができなくなりました。

2 入退院を繰り返すＡさん

それから間もなく、Ａさんは新型コロナウイルス感染症や圧迫骨折などで入退院を繰り返しました。Ａさんが入院するたびに、施設入所を勧めましたが同意が得られませんでした。

しかし、歳を重ねるにしたがって、自宅で過ごす期間より病院で過ごす期間が長くなるようになり、そろそろ1人暮らしも限界ではないかと思われるようになりました。

3 退院先の施設の検討

どのようにしたらＡさんが、安全に快適に過ごせるのか、スタッフで話し合いを重ねました。紹介した施設は、Ａさんの経済面の問題で入所することができず自宅に退院したこともありました。

Aさんには「買い物に行きたい」「自由にしたい」という希望がありました。そこで、ケアマネジャー・看護師・療法士・MSWとカンファレンスを重ね、コンビニエンスストアが周辺にあり、施設職員の付き添いで買い物に行ける施設を紹介することになり、ようやく施設に入所が決まり退院することができました。

 本事例の振り返り

1 注意が必要だった点

　ごみ屋敷に住む人への支援プロセスでは「ごみをためてしまう人のなかには、人への信頼がもてないために物に執着したり、不安や寂しさなどの心の隙間を埋めるためにものを集めたり捨てない人が多いと、数多くの事例により実証されている。許可なく物に触れたりすると、信頼関係が構築できないだけでなく、完全に拒否されてしまうことになりかねないので注意が必要である」[1]とされています。

　このことから、Aさんの自宅の片づけで期限切れのものや欠けた茶碗などはAさんの承諾のうえ破棄することが望ましかったと考えられました。

2 医療チームのかかわりとAさんの変化

　今回のAさんのように、社会からの孤立がセルフ・ネグレクトに至ってしまったケースでは、入院後の医療チームのかかわりが、たいへん重要だったと考えられます。医療チームがAさんにかかわった結果として、Aさんの意思を尊重して自宅退院に向け、住環境の改善ができました。

　退院後もAさんが病棟へ顔を出していたことは、Aさんが職員との関係を受容し、他人とのかかわりをもてるようになった社会的変化があったと考えられます。

3 施設入所へのアプローチ

　施設入所が必要な状況になったときでも、Aさんの意思を尊重し、対応が可能な施設を探すことができたことは、AさんのQOLの維持につながったと思われます。

　今回の事例のように、経済的問題だけでなく、地域とのつながりや患者さん本人のライフスタイルや傾向などを踏まえて、要因にアプローチをしていくことを今後も行っていきます。

 おわりに

　今回の事例は、入退院を繰り返すうちに認知症の進行と身体機能の低下から、独居での生活が困難と思われたAさんに退院先を選択する際、「買い物がしたい。自由にしたいから自宅に帰る」という希望と、医療スタッフの「安全に生活してほしい

E章｜退院支援がむずかしい患者さんの事例

から施設入所してはどうか」という思いを、何度も話し合い、それぞれの意見をすり合わせることで、双方が納得のいく形がとれた事例です。

　当病棟では、独居で身寄りがなく、退院支援を行うとき、患者さん本人しか今後について判断・決定することができないといった事例が増えてきています。独居に至るまで、人生にさまざまなことがあり、それぞれの患者がそれぞれに問題をかかえています。私たちにできることは、退院後も本人の意思を尊重し、なおかつ安心安全に生活できる環境を摸索することです。そのためにも、患者さん本人を含め、多くのスタッフと話し合い、納得のいく形をつくり上げていく必要があります。

[引用・参考文献]

1）岸恵美子．いわゆる「ごみ屋敷」の実態とその背景に潜むもの．公益財団法人日本都市センター, 23, 29. https://www.toshi.or.jp/app-def/wp/wp-content/uploads/2019/04/report181-1.pdf（2024年6月閲覧）

4 自宅退院を強く希望した独居の患者さん

大分リハビリテーション病院 副看護部長 ● **汐月真由美**
同 病棟主任 ● **中尾博美**

はじめに

1 当院の紹介

　当院は、回復期リハビリテーション病院（以下、回復期リハ病院）であり、病床120床を有しています。おもに脳血管疾患や大腿骨骨折、廃用症候群などの、急性期治療したあと、集中的にリハを提供しています。機能回復、生活の再建、退院後も地域でその人らしく暮らせるように多職種と協働し、チーム医療を展開しています。

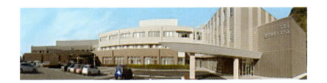

2 患者さんの情報

　Aさんはアテローム性脳梗塞を発症しリハ目的にて入院。入院当初は耐久性の低下があり、身の回りのことを自身で行うことができず、介助が必要な状態でした。多職種で情報共有し、Aさんができることをすすめ ADL 向上につなげました。
　スタッフ間では自宅退院困難と考えていましたが、患者さんが強く自宅退院を希望され、Aさんの気持ちを大切にしながら意思決定を行い、たくさんの課題を抱えながらも自宅退院できた事例を紹介いたします。

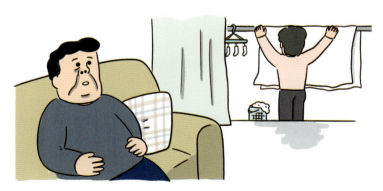

E章｜退院支援がむずかしい患者さんの事例

事例紹介

患者	Aさん、58歳、男性
家族構成	両親は他界、兄と2人暮らし
現疾患	アテローム血栓性脳梗塞
既往歴	糖尿病、高血圧
ADL	受傷前は自立しており仕事もしていた。入院時、右顔面麻痺・右上下肢不全麻痺・右同名半盲あり車椅子を使用して中等度介助レベルの状況。尿意・便意が曖昧でオムツを使用。
生活状況	塗装業の仕事をしており休日は友人と遊びに行くこともあった。生活困窮があり、本人の仕事収入と生活保護を受給していた。持ち家は古く、故障箇所や段差も多く片付けができていなかった。
介護保険	要介護2
FIM	入院時（48/ 運動項目：34、認知項目：14） 退院時（107/ 運動項目：81、認知項目：26）

入院前期〜課題：転倒転落のリスク、生活リズム調整、排泄、体調管理（疾患管理）〜

1 転倒転落のリスク

　Aさんは、入院による体力低下・右側麻痺や半盲の影響による動作時の衝突の可能性やバランスの崩れによる転倒リスクがありました。転倒・転落予防の対策でセンサーベッドを使用し行動観察を行いました。大人しい性格であったこともあり自発的に行動をすることはあまりありませんでしたが、ときおりベッド周囲に立つことがあり、転倒リスクがありました。

　スタッフコールを使用できるように張り紙をして、ベッドセンサー使用解除に向けた取り組みを行いました（入院3カ月目にセンサーベッドを解除）。

2 生活リズム調整

　リハビリテーション（以下、リハ）以外の時間はなにもせずにぼんやり過ごしていたため、療法士と情報共有をして数字パズルや文字ドリルなどをするよう促すようにしました。

　1日の生活リズムを整えるために食事のときは食堂へ行き、車椅子に座った状態で食事摂取できるように促しました。

3 排泄

　排泄は尿意・便意があいまいだったため、オムツを使用していました。脳梗塞の影響か便秘の影響によるものか、排尿間隔があき尿閉状態を繰り返すため、入院1カ月目に尿道留置カテーテルを挿入しました。

そのため排泄チームが介入し、排泄評価を行い、泌尿器科医師が排尿に関連した服薬調整を開始しました。排便も便秘傾向で、主治医や薬剤師に相談し緩下剤の使用や調整を行いました。

4 体調管理（疾患管理）

Aさんに過去の通院歴はなく、今回の入院を機に糖尿病や高血圧の治療が開始となったため、健康管理に関しての認識がなく、指導が必要でした。生活習慣の改善や服薬継続の必要性に関して説明し、服薬継続をしていくことに関しての理解が得られました。

入院中期～課題：排尿・排便管理、薬の管理～

1 排尿・排便管理

この時期にはAさんは服薬による排便コントロールができ自然排便がみられるようになっていました。

排尿に関して評価を行いながら、尿道留置カテーテル抜去もできました。その後、尿意・便意はあいまいで失禁があり、時間をみてトイレに行くように促しました。失禁があるため、自身でパッドを交換できるように促しや声かけを行いました。

Aさんと相談し、トイレに行く時は交換できるようにパッドを持って行くようにしました。パッドを交換したときは、トイレの中にある蓋つきバケツに捨てるようにしました。「夜はトイレに行くのが怖い」という訴えがあり、夜間はトイレでの排泄ができていませんでしたが、日中はトイレでの排泄の自立ができました。

2 薬の管理

退院後も服薬の管理が必要になることから、服薬の自己管理に向けた取り組みも始めました。「いやーできるかわからん」との訴えもありましたが、服薬が開封できるか分包の文字が読めるかなどの確認を経て、1日服薬管理ボックス（図1）で管理できるよう指導しました。

指導後、毎食後に服薬できているか確認を行い1日服薬管理できるようになりました。

3 ADLの向上

リハがすすみ、体力・筋力が向上したことで、独歩での歩行能力が安定してきました。そのため療法士と相談し、行動範囲を広げて自発的に廊下歩行を行うように促しました。

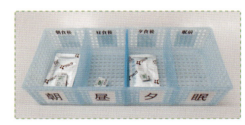

図1　1日服薬管理BOX

E章 | 退院支援がむずかしい患者さんの事例

ときおり「じっとしているのはもったいないから……」と中庭前まで行き、過ごす様子も見られるようになりました。また、同室者と楽しそうに雑談する様子もみられるようになっていました。

このころから病棟での生活のなかでできることが増え、Aさん自身から前向きな発言、行動が見られるようになりました。Aさんの意欲が向上するようにチームで見守りながら支援を行いました。また行動範囲も広がり転倒に配慮しながら過ごすよう、声かけをしました。

4 退院先の調整

退院に向けて退院先の検討が行われました。Aさんの身体能力や管理能力などに加えて、自宅が古く、故障箇所や段差も多く片付けもできていない状態であるため、独居での生活が困難であると予測されました。本人と相談し、意向を確認しながら、退院先を自宅ではなくシルバーマンションに定めて調整を始めました。

現状の状況や今後の課題が明確になるように、当院で作成している『いきいきプラン』図2の作成を行い、後方支援への引継ぎ準備を開始しました。

同時期に同居の兄がウェルニッケ脳症にて同病棟へ入院し、リハ訓練が必要な状況となったため、Aさんは兄の入院保証人になりました。

入院後期～課題：排泄の自立、服薬自己管理、退院先の変更にともなうサービスの調整～

1 排泄の自立

排泄の自立に向けて、Aさんは「夜は暗いからトイレに行くのが怖い」と思っていたため、どうすればトイレに行けるようになるかを本人と話し、チームで検討しました。

消灯後にトイレに行く時はベッドの枕灯を使用することを提案し、不安や恐怖がなくトイレに行って排泄することが自立することができました。

2 服薬自己管理

服薬自己管理の必要があったため、1日服薬管理ボックスから1週間用カレンダー（図3）へ変更して、服薬自己管理するように指導しました。1週間分のセッティングは看護師が行い、日時、曜日を確認しながら、朝・昼・夕のところから自分で取り出し、服用していました。

各食後の服用は飲み忘れることなく行えていましたが、1週間分の薬をセッティングすることがむずかしかったため、退院後は訪問スタッフへ依頼することを本人に伝えました。

いきいきプラン

ID					記入日：	年 月 日
氏名		年齢		診断名	アテローム血栓性脳梗塞	入院日： 年 月 日 発症日： 年 月 日

担当者	Dr:		Ns:		PT:		OT:
	ST:		DH:		CW:		MSW:

目標	活動・参加面	活動：身の回り動作が入浴含め自立する 参加：家事動作の一部再開、復職
	心身体機能	病棟内歩行の獲得、上下肢随意性の向上、全身体久性の向上
本人・家族の希望		本人：歩行の安定と麻痺改善し復職できるようになって自宅に退院したい希望。 家族：普通の生活ができるように回復してほしい。

在宅訪問実施の有無	コメント
実施	動線を制限し、自宅内移動を安全に行えるよう調整していく予定。仏間を自室とし、近くに家電などを配置していく。

主疾患・併存症および合併症について	
現状と継続課題 今後の診療予定	高血圧・糖尿病あり。内服あり BP120/60mmHg 前後で経過 HbA1c=7.2%　血糖 134 mg/dL 健康維持のために内服の継続が必要であることは理解されている。

	項目	現在	今後の予測	必要な支援や目標期間・課題
A D L	室内歩行	○1	△1	屋内移動はときおり躓きあるも、自立修正可能。自宅内移動が安全に行えるように動線を確保し、清掃などを行い調整することで自立可能。
	室外歩行	△1	○2	屋外歩行は独歩にて 2km 程度移動が可能だが、車など周囲の配慮が不十分。今後は通所リハや訪問介護を利用し、近所など短距離歩行自立を目指す。
	外出頻度	△1	△1	今後遠くへの外出は、訪問介護の付き添いが必要。買い物（近くのコンビニ）は今後通所リハや訪問介護などで練習を行い一部自立を目指す
	排泄	○1	○1	パッド交換を含めて自立。パッドの管理場所の検討が必要。
	食事・口腔・栄養	○1	○1	スプーンを使用して自立。
	入浴	○1	○1	浴槽動作は跨ぎを含めて自立。退院後は、自宅のお風呂が広いため、現時点での自立は難しい。通所リハを利用しての入浴を提案する予定。
	着脱衣	○1	○1	準備含めて自立
I A D L	掃除	△1	○2	ほうきや掃除機を使用して1人でできることは確認済み。今後は、訪問看護の方と確認しながら自立を目指す。
	洗濯	△1	○1	運搬を含め、干す、取り込む、たたむ動作すべて自身で可能。今後は洗濯機を外に設置し、安全な動線を確保し訪問介護と練習を通して自立を目指す
	買い物	△1	○1	小銭程度の管理可能。現在移動に介助が必要。訪問介護に買い物依頼を行う。また、通所リハで近くのコンビニやスーパーまで1人で移動が行える練習を行っていく予定。
	調理	△1	○1	ポットを使用してお茶を入れる動作は自身で取り組めることが確認済み。栄養管理をするためにも配食サービスを利用する予定。
	ゴミ出し	△1	○1	分別は張り紙などで注意喚起することで可能。訪問介護の方と確認しながら練習を行い、自立を目指す予定。
	通院	△2	○2	訪問介護などの付き添いが必要。また、訪問診療などを利用を検討していく。
	服薬	△1	△1	1週間カレンダー管理で自身で内服できている。内服のセットは介助必要。
	金銭管理	△2	△2	小銭程度の管理可能。銀行へ行くのには移動に介助が必要。ATM 操作も声かけが必要。
	電話	○1	○1	受信は行え発信は電話番号がわかれば操作可能。電話を利用する際は読み返せるように電話帳の作成が必要。
	社会参加	△1	○2	消極的であり、周りとの交流少ないが、環境に慣れることで他患者交流可能。はじめは訪問介護の方と付きそいを通してからコンビニへの買い物や友人との外出を目指す。

自立度	自立		一部介助		全介助		非実施
困難度と 改善可能性	楽にできる	少し難しい	改善可能性 高い	改善可能性 低い	改善可能性 高い	改善可能性 低い	非実施
判定	○1	○2	△1	△2	×1	×2	

【備考】

要介護2取得

図2　いきいきプラン

当院では、患者・家族が主体となった退院後の生活プランの作成および介護保険事業所との連携ツールとして活用している。

E 退院支援がむずかしい患者さんの事例

4 自宅退院を強く希望した独居の患者さん

3 退院先の変更にともなうサービスの調整

　退院調整、準備がすすむなか、退院先をシルバーマンションに向けた多職種カンファレンスで本人から「もう嘘はつきたくない。自分の家に帰りたい」と自宅退院希望の強い意思表示が聞かれました。

　そのためチームで課題を再検討し、退院先を自宅に向けた調整へと変更しました。家屋も古く自宅で生活できる環境ではなかったため、早急に環境整備が必要になりました。療法士とMSWが自宅生活スペースの確保をするために家屋調査を行い、片付けや家屋の故障箇所でどこが危険か、自宅内で動線をどうするかなどチームで情報共有や検討が行われ、Aさんと確認をしていきました。

　そうすることでAさんができることとできないことを明確にし、必要なサービスなどの提供を行うことができました。このように、退院後どう生活していくかなど本人の意向を確認しながら準備を行い、自宅退院することができました。

おわりに

　回復期リハ病棟では障害を抱えた患者さんに対して、自立に向けた支援を行っていきます。退院後の生活にスムーズに移行するために、私たちは入院早期から退院支援、調整の両方を行わなければなりません。そのなかでチームアプローチを行いながら情報共有する必要があります。

　入院の途中段階では退院先が定まらない患者さんも多くいます。できる能力が最大限活用できるように支援していかなければなりません。

　今回紹介した事例では、Aさんの周辺状況から自宅退院は困難とスタッフ間で判断していましたが、「住んでいた家でまた生活をしたい」というAさんの強い意志を感じて、退院先を自宅へ変更し調整しました。しかし、Aさんは障害を抱え以前の身体能力ではない、自宅環境が整っていない、家族など周辺のサポートがないなど、たくさんの課題がみつかりました。そこで多職種による情報交換・情報共有し、

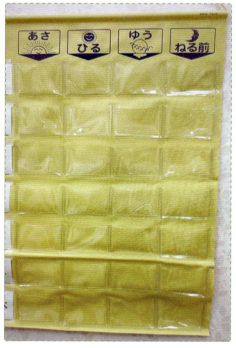

図3　服薬管理1週間用カレンダー

「できることとできないこと」を明確にし、それぞれが必要な退院調整を行い、Aさんが希望する自宅へ退院することができました。

　今回の症例から、退院先の方向性にかかわらず、どのような支援が必要なのかを明確にして、退院先での支援を継続してもらうことが大切だとわかりました。

[参考文献]

1) 鈴木亜季. "生活再構築のための退院支援". 疾患ごとの看護実践がみえる回復期リハディジーズ. 和田玲編. 東京, Gakken, 2015, 338-5.
2) 回復期リハビリテーション病棟協会. 回復期リハビリ病棟協会のあり方：指針. 第1版. http://www.rehabili.jp/
organization/links/point_vol-1.pdf（2024年6月閲覧）.
3) 岡本隆嗣プラン. 特集：目指せ！「不足」のない退院支援：退院後の生活を見据えたケアをしよう. リハビリナース. 15（4）, 2022, 5-59.

E章 | 退院支援がむずかしい患者さんの事例

5 身寄りのない高次脳機能障害の患者さん

佐伯中央病院 回復期リハビリ病棟 主任看護師 ● 小畑麻美

はじめに

高次脳機能障害は麻痺や骨折などと違い「目に見えない障害」であり、症状は複雑で多岐にわたるため、介助者の理解や支援が難しい場合が多くみられます。

今回、高次脳機能障害がある患者の自宅退院に対する意思決定支援へのかかわりのなかで、葛藤した一例について紹介します。

地域特性

大分県佐伯市は高齢化率が41.8％の超高齢化地域で、高齢者の独居の割合が男性12.5％、女性20％と高齢かつ独居の割合が高い地域となっています。

そのため、家族の支援が得られず、公共のサービスや地域住民の支援に頼る患者さんがいるのが現状です。本症例に関しても独居であり、キーパーソン（以下、KP）となりうる家族がいない状況でした。

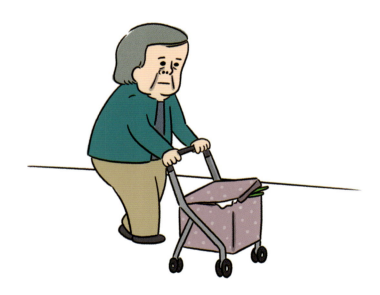

症例紹介

患者	A さん、80 歳代、女性
家族構成	夫と子供を早くに亡くしており独居。
既往歴	2 型糖尿病、右全人工膝関節置換術、洞不全症候群（SSS）があり、ペースメーカーの留置は希望していない。
現病歴	自宅で転倒し、訪ねてきた友人が発見し救急搬送される。 他院にて頭部 CT を行い心原性脳塞栓症と診断され、当院では保存的加療となった。 機能的自立度評価法（FIM）の推移を表 1 に示す。
入院前の生活	介護保険は未申請。 入院前の生活は屋内伝い歩き・屋外シルバーカー歩行自立、日常生活動作（以下、ADL）自立で、ほぼ毎日近隣の友人が訪ね、買い物支援などをしていた。 自分で食べる程度の畑仕事も行っていた。

表 1　機能的自立度評価法（FIM）の推移

ADL	回復期入棟時	詳細	回復期退院時	詳細
食事	2	スプーンですくう際に介助必要なときがあるが食べられる	6	セッティングし見守り
整容	1	全介助	4	促しと一緒に一部介助
清拭	1	全介助	4	下肢に一部介助
更衣上	1	全介助	4	ボタン・紐に介助
更衣下	1	全介助	4	修正必要な場合有り
トイレ動作	1	全介助	5	見守り
排尿コントロール	1	日中リハパン 夜間オムツで失禁あり	4	ときおり失禁あり
排便コントロール	1	失禁あり	6	緩下剤にてコントロールが必要
椅子移乗	3	膝折れ・ふらつきあり	6	手すり使用
トイレ移乗	1	中等量介助	6	手すり使用
浴槽移乗	1	未実施	5	手すり使用
移動	1	車椅子使用	5	シルバーカー左車輪ぶつけることあり
階段	1	未実施	5	手すり使用し可能
理解	6	注意の向きづらさあり	6	簡単な日常会話理解可能
表出	7	表出は可能	7	表出は可能
社会的交流	3	他者との交流なし	6	他患・スタッフと笑顔で接している
問題解決	1	体幹抑制	3	ナースコール押さないことあり
記憶	3	まだらに記憶していることあり	4	あいまいな部分あり
合計	36		90	

E章｜退院支援がむずかしい患者さんの事例

 急性期病棟から回復期病棟への転棟時の様子

　高次脳機能障害により、左半側空間無視（以下、左USN）・左半側身体失認があり、注意障害・構成障害・遂行機能障害・短期記憶低下著明を認めており、落ち着きなく終始多弁が目立ちました。

　改訂長谷川式簡易知能評価（以下、HDS-R）では14点であり、動作性急で突発的な動作がみられ、転倒・転落のリスクを高く認めました。

　これらの状況から、安心した生活を送るためには施設入所が妥当というのが医療チームの判断でした。しかし、Aさんは「家に帰りたい、いつになったら帰れますか？」と帰宅を強く希望されていました。

 問題点に対するアプローチ

　図1に、医療者が評価したAさんの問題点を示します。また、カンファレンスの流れを図2に示します。

1 高次脳機能障害によりADLが自立できない
A 1カ月目

　機能的自立度評価法（以下、FIM）は36点で、左USNや左身体失認の症状が多くみられました。

　実際に、起居動作時に左上肢を巻き込みながら起き上がる・左の靴を履き忘れるといった行動があり、左側に意識を向くことができませんでした。

　また、動作に性急さがあり、突発的な行動をする場面があり、つねに見守りが必要な状態でした。

　ほかにも食事場面では、左側の食べ残しや食べこぼしのため、トレイと食器を変更し配置位置を決め、食堂の席も左USNを意識した席で食事を摂るように工夫をしました。

　排泄行動では、尿便意は曖昧なため、時間を決めてトイレ誘導を実施しましたが、左上肢を使い忘れるためズボンを引き上げることができませんでした。

---

①高次脳機能障害によりADLが自立できない
②既往歴による突然死のリスクがある
③転倒ハイリスクに対する行動制限によって精神的に不安定な状態となった
④KPとなり得る家族がおらず、退院後の主介護者が定まらない

図1　Aさんの問題点

定期カンファレンス 1カ月目	定期カンファレンス 2カ月目	定期カンファレンス 3カ月目
・医師：洞不全症候群があり、突然死リスクは避けられない。施設選定・準備を行っていく。 ・療法士：基本動作、日常生活動作の向上を目指しリハビリを継続。シルバーカー歩行を目標。 ・MSW：KPが友人であるため、金銭管理なども含めて行政の支援を検討。 ・看護師：胸部症状に注意しながら、移乗動作や排泄行動が向上するように支援していく。	・医師：本人は自宅退院を希望している。KPが友人のため、一度KPと面談をして方向性を検討していく。自宅での動作確認は許可するが、突然死のリスクはあるので看護師帯同なら許可。 ・療法士：ADL自立は難しく、軽介助が必要になると思われる。 ・MSW：自宅退院、金銭管理も自分で行うことを希望している。介護調査すんでおり、サービスの選定をしていく。 ・看護師：夜間は内服調整をし、概ね良眠。ADLも一部見守りレベルまで向上。	・Dr：転倒、突然死リスクは引き続き高いが本人の希望するタイミングでの退院調整可能。 ・療法士：耐久性も向上し、階段昇降やスロープ訓練、IADL訓練を行っている。注意点をKPに情報提供している。 ・MSW: 家屋調査済み。金銭管理は本人。サービス利用しながら友人にフォローの下、自宅退院。 ・看護師：自宅外出、家屋調査以降、精神面は安定。夜間良眠やNSコール活用もあり危険行動は減っている。

図2　定期カンファレンスの流れ

このほかに、お話好きな性格を踏まえ、退院後の施設での生活を想定して、集団レクレーションへ定期的に参加を促し、他者との交流を図ることを支援しました。

B 2カ月目

介助の際に声かけだけでなく、身体接触を行いながら左半身に対する注意を向けられるように、職員間で統一して支援を継続しました。

その結果、食事はセッティングしさえすれば自力摂取可能となり、食べこぼしはなくなりました。また、トイレ動作では下衣は修正が必要であるものの、自分でかなりできるようになりました。

運動機能面でも回復を認め、FIMは82点に向上しました。しかしまだ、シルバーカー歩行時には左側に車輪がぶつかることがあり、注意を要す点もありました。

一方で精神的なストレスからか、この頃よりリハや離床活動を拒否することがありました。そのため、時間を置き数回に分けて介入する対応としました。

C 3カ月目

ADLは見守りレベルと更に改善し、突発的な行動は減少しました。また日中の失禁も減少し、パッド交換の訓練を追加で開始しました。

E章｜退院支援がむずかしい患者さんの事例

　ほかにも、自宅環境を想定した訓練（屋外歩行・段差昇降やスロープ訓練）を取り入れ、手段的日常生活動作訓練（掃除や洗濯・食器を洗うなど）を実施しました。

　自宅退院の方向性が定まってからは、リハビリテーション（以下、リハ）の拒否は減り、FIMは90点、HDS-Rは24点と向上しました。内服はカレンダー管理となり、時折忘れることはあるものの、声かけさえすれば服用できるようになりました。

　また、集団レクリエーションでは他者と積極的に交流する様子が見られ、スケジュール把握をしようとメモを取るようになりました。

2 既往歴による突然死のリスクがある

　当初は活動耐性も低く、疲労度にあわせて注意深く負荷量を調節してリハをすすめる必要がありました。脈拍は40～50回／分で、夜間帯は20回／分台に低下することがありましたが、洞調律で経過し、とくに問題は生じませんでした。

　小型モニターによるコードを気にし、夜間徐脈のたびに訪室することに対して不満を訴えたため、精神的な安定を優先し、モニター管理を2週間で中止しました。それでもときおり胸部不快を訴えることがありましたが、自宅退院に決まってからは、胸部不快の訴えは無くなりました。

　Aさんはペースメーカー治療をしないことで、突然死のリスクがあることも理解したうえで、「もう歳だからいろいろしなくていい。いつ死ぬかわからんのなら施設じゃなくて、家で死にたい」との理由から、ペースメーカーを入れないことを自己決定していました。

3 転倒ハイリスクに対する行動制限によって精神的に不安定な状態となった

A 1カ月目

　転棟時はナースコールの活用が困難なことに加え、左USNの影響から転倒リスクが高く、4点柵＋夜間体幹抑制を継続せざるを得ませんでした。しかし、柵を乗り越えるなどの危険行動が出現したため、4点柵では逆に転落リスクが高いと考えて、3点柵＋離床センサーに変更しました。

　ところが、変更後は長座位や端座位で過ごすことが増え、センサーコールが頻回となりました。センサー反応で看護師が訪室するたびにストレスを感じ、「子供じゃないんだから、何回も来んでいい」といら立つことが増えました。

　そのうちにストレスから不眠となり、「家に帰りたい」と繰り返し訴えるようになりました。行動制限に対する不満が原因となり、リハや離床活動を拒否することも増えました。

B 2カ月目

　Aさんは「自分は動けるのになんで自由にできないのかわからない」と言い、行動制限に対する不満をいつも口にしていました。そこで、リハ担当者とともに自室

での過ごしかたと見守り方法について検討しました。

その結果、自室では端座位で過ごせる配置にし、窓の外が見たいときは寄り添い、いっしょに窓の外を見るようにしました。病院の近くに自宅があることもあり、入院前の生活の様子や家に帰りたい気持ちを聞き出す契機にもなりました。こうしたことで、Aさんは少しずつ心を開いてくれるようになりました。

その一方で、説明をしてもナースコールを押すことはままならず、転倒防止のため引き続き離床センサー対応を余儀なくされました。Aさん本人の望む自宅退院を支援するには、危険認知が乏しいことが大きな課題で、難渋した理由の1つでした。

⟨C⟩ 3カ月目

自宅退院が決定してからは、日中のナースコールを活用する回数が増え、離床センサーの使用は夜間のみで対応できるようになりました。

結果として、集団レクリエーションの場や食堂では、ほかの患者さんや職員と笑顔で会話する場面が多くみられ、おだやかに過ごされる日が増えました。また、介助をした際には、Aさんから「ありがとう」と感謝の言葉をいただくようになりました。

④ KPとなりうる家族がおらず、退院後の主介護者が定まらない

⟨A⟩ 1カ月目

定期カンファレンスにおいて、施設入所を目標に環境調整を行うことになりました。

そのときの医療者側の判断としては、主介護者が友人であることや認知機能面の低下、高次脳機能障害の症状が顕著であるという理由から、自宅という選択肢は想定されませんでした。

社会福祉士（以下、SW）から成年後見人を選定することや金銭管理に行政の支援を得る提案があり、まずは介護認定を受ける運びとなりました。

Aさんは数十年来親交があり、近所に住む友人のことを信頼し、入院中も何度もその友人の名前を口にしていました。身寄りのないAさんにとって毎日のように顔をあわせる友人が家族同然で、いちばん頼りになる人でした。

友人は金銭管理をすることになるなら、支援はむずかしいと話し、自宅退院への支援は消極的でした。施設入所の提案を友人がAさんに行った際も施設には行かない、の一点張りでした。また成年後見人や行政に金銭管理を委託することに関する提案も拒否されました。

⟨B⟩ 2カ月目

Aさんの自宅退院希望について再度友人に面談を実施し、ADL状況や高次脳機能障害について、説明をしてから面会の場を設定しました。

そのなかで改めてAさんより、KPは友人に依頼したい、金銭管理も自分で行い、自宅へ帰りたいと発言がありました。友人からは「入院したときの様子を見て自宅

E章 | 退院支援がむずかしい患者さんの事例

は無理だと思ったけど、とにかくいったん帰ってみて、無理であればまた説得します」と返答があり、自宅退院へ向けて調整を行いました。

C 3カ月目

介護保険要介護2の認定を受け、ケアマネジャーの選定を行い、具体的なサービスの調整を図りました。

また、突然死のリスクもあるため外出時に対応ができるようにと、主治医の指示のもと看護師が自宅外出に帯同しました。自宅でAさんは「本当に嬉しい。ありがとう」と言い、喜ぶ姿が印象的でした。

その際、KPとなる友人も同席し、担当の療法士から実場面での動作指導と、危険個所の把握をしてもらいました。そうすることで、退院後の介助に関して安心を得ることができました。また、Aさんには自宅で生活するうえでサービスの利用が必須となることを伝え、了解を得ました。

退院前には、家屋調査を実施しました。その際にはケアマネジャーをはじめ、デイケア担当者、ヘルパー、福祉用具業者が一堂に集り、担当者会議を兼ねて家屋調査を行いました。実際に自宅で、必要な福祉用具の提案をすることで、Aさんが自宅退院後の想定がしやすくなるといった利点がありました。また担当者の顔を見てもらうことで、退院後の生活に安心感をもっていただくことができました。そこで、ADL状況や生活上の注意する点の情報共有を行い、よりスムーズに自宅退院に至ることができました。

退院後に懸念される問題

自宅に帰ると、病院のなかとはまた違った問題が顕在化します。自宅への退院希望が人一倍強かったAさんだったので、自宅に帰ることができた高揚感から、行動範囲が広がり、転倒リスクが助長されるのではないかという心配がありました。日中はなにかしら支援があるものの、夜間は1人であることも理由の1つでした。

さらには、入院中に実行できていたことが、実際の生活場面で遂行することができず、新たに問題が発生しないかといった懸念がありました。

おわりに

　Aさんに対し、退院支援をするなかで、「意思決定支援」の必要性は理解しつつも、Aさんのおかれた状況やリスクを考えると、自信をもって自宅への退院を支援することに医療者は確信がもてませんでした。既往歴や病状におけるリスクはもちろんのこと、KPが身内ではなく友人であるといったことも非常に心配でした。

　それでも退院後の外来受診の際に話を伺う機会を得て、「あのとき家に帰らせてくれてありがとう、ずっとお礼が言いたかった」と言っていただいたことを、忘れることができません。Aさんとのかかわりを通して、「帰れない理由」を探すのではなく、「帰るための工夫」を多職種で協力して行うことの大切さに気付くことができました。

　今後も、患者さんの望みや人生に触れ、その人らしい生活が送れるよう退院支援を多職種と協力して行っていきたいと思います。

執筆協力：回復期病棟・リハビリテーション部・地域連携室

index

数字・アルファベット

1号被保険者	177
2号被保険者	177
GLIM基準	10, 81
ICFシート	21
PT・OT・ST5か条	41
TDP-43タンパク質	130

あ行

上がり框	115, 153
アセスメントシート	22
アポリポ蛋白	128
アミロイドベータ	128
アルツハイマー型認知症	127
安全対策	79, 155
安楽尿器	98, 157
医学的管理	39
医科歯科連携	55
意思決定支援	10, 40
一過性脳虚血発作（TIA）	128
移動補助具	107, 110
医薬品鑑別報告書	134
医療ソーシャルワーカー（MSW）	49
医療保険	175
インスリン注射	140
インテーク	49
咽頭	68
咽頭期	67
上衣の着脱	118
栄養管理	20, 59, 70, 80
栄養ケア・ステーション	166
栄養障害	69
栄養情報提供	59
栄養情報提供書	60
栄養食事指導	59
栄養診断	59
栄養スクリーニング	80

栄養評価	80
栄養補助食品	59
嚥下	67
嚥下障害	66
嚥下造影検査	66, 79
嚥下調整食	69
嚥下内視鏡検査	66, 79
嚥下反射	69
往診	164
お薬手帳	54, 135
オムツ	97
オリエンテーション	15
音楽療法士	56, 61
オンライン面会	33

か行

介護医療院	181
介護給付	183
介護区分	177
介護サービス	148
介護サービス計画（ケアプラン）	177
介護施設	177
介護指導	17, 171
介護生活の破綻	160
介護認定審査会	177
介護保険	177
介護保険被保険者証	177
介護保険負担割合証	177
外出・外泊	115
介助指導	81
開大不全	84
下衣の着脱	118
外用薬	141
家屋改修	148
家屋調査	17, 40, 141
かかりつけ医	54, 142, 162, 177
家族指導	33
家族の介護負担	160
家族の役割変化	160

下部尿路症状	95
空薬包入れ	139
カレンダー式薬入れ	138
簡易式便座トイレ	150
簡易洋式便座	155
環境設定	104, 107
環境調整	36, 74, 122, 153, 189, 190
看護計画	29, 77
看護サマリー	57
看護の専門性	37
患者・家族の意思決定	37
患者・家族の思い	20, 22, 153
カンファレンスの流れ	29
管理栄養士	59
記憶障害	127, 128, 131
起居動作	96, 154, 222
危険防止	154
義歯	55, 66
機能回復の見込み	15
吸入薬	141
共済保険	176
組合管掌健康保険（組合健保）	175
車椅子の乗降	105
車椅子のブレーキ	105
訓練等給付	183
計画の修正	27
経管栄養	69
経口摂取訓練	69
経腸栄養	70
軽費老人ホーム	182
血管性認知症	128
健康で文化的な最低限度の生活	184
言語障害	127, 129
言語聴覚士	41, 77
検薬	134
更衣	117
高額療養費制度	177, 187
後期高齢者医療制度	176

口腔期 ……………………67	自排尿 ……………………96	自立支援給付 …………………183
口腔機能 …………………55	社会参加 ………10, 99, 152, 160	人格変化 …………………129
口腔ケア ………55, 66, 74, 164	社会資源 ………50, 83, 126, 151	心身機能 ………………36, 42
口腔内汚染 …………………80	社会的認知の障害 …………132	身体障害者手帳 …………39, 182
高次脳機能障害 ……………75	社会福祉協議会 ……………186	心理的安全性 …………40, 83
行動・心理症状（BPSD）………132	社会福祉サービス …………13	診療情報提供書 ……………141
行動異常 …………………129	社会復帰 ………………25, 191	診療報酬改定 ………………10
行動制限 …………………105	シャワーチェア ……………123	遂行機能障害 ………………130
行動の変化 ………………128	住宅改修 ………17, 150, 153	スクリーニングテスト ………77
誤嚥 ………………………69	住宅改修費 …………………190	滑り止めマット ……………123
誤嚥性肺炎 ·55, 78, 80, 117, 164	集団音楽療法 ………………62	スライディングボード ………101
国際生活機能分類（ICF）	主治医意見書………39, 177, 183	生活指導 ………13, 17, 151, 158
……………………11, 19, 37	手段的日常生活活動（IADL）……11	生活者 …………11, 194, 205
国民健康保険…………………175	受動的音楽療法 ……………62	生活習慣の改善 ……………158
個別音楽療法 ………………62	準備期 ……………………67	生活の再構築
混乱 ………………………127	障害支援区分 ………………183	…………13, 36, 39, 41, 42, 47
さ行	障害者医療（重度心身障害者医療費助	生活保護 …………………184
サービス付き高齢者住宅 …………182	成制度） …………………188	生活リズム ……………117, 214
在宅診療 ……………162, 164	障碍者支援施設 ……………191	清潔間欠自己導尿（CIC）…………98
在宅療養 …………………82	障害者総合支援法 …………183	清潔操作 …………………99
在宅療養支援病院 …………166	障害者手帳 …………………182	精神障害者保健福祉手帳 …………182
再発予防 ………17, 39, 83	障害受容 ……………………31	精神的・心理的サポート …………26
作業療法士 …………………41	障害受容の過程 ………………32	成年後見制度 ………………186
座コール …………………78	小規模多機能型居宅介護 …………181	整容 ………………………117
残薬 ………………………135	傷病手当金制度 ……………189	摂食嚥下機能評価 …………42
歯科往診 …………………55	情報収集 ……15, 53, 55, 115, 122	摂食障害食 …………………83
視空間認知障害 ……………132	静脈栄養 …………………70	船員保険 …………………176
自己注射 …………………140	初回カンファレンス …………15, 42	全国健康保険協会管掌健康保険
自己注射管理評価 …………140	食形態 ……………………59	（協会けんぽ） …………………175
自己導尿 …………………98	食事 ………………………66	センサーマット ……………78
自己抜去 …………………78	食事形態 ………………42, 73	洗体タオル …………………122
持参薬確認表 ………………134	食事指導 …………………81	蠕動運動 …………………69
自主訓練 …………………103	食事摂取量 …………………74	前頭葉側頭型認知症（FTD）………129
自助具 …………………73, 117	食事をとりやすい姿勢 ……………76	全般性注意障害 ……………130
自宅環境 ………33, 148, 153	食道期 ……………………67	せん妄 ……………………78
自宅の写真 ………………148	食物繊維 ………………87, 98	相談支援 …………………183
疾患別のパス ………………42	食塊 ………………………67	咀嚼 ………………………68
失語 ………………………132	自立訓練 …………………191	咀嚼訓練 …………………57
失行 ………………………132	自立支援 ………………36, 49	**た行**
している ADL …………17, 44, 111	自立支援医療 ……………183, 188	体位変換 …………………101

退院後の生活 25
退院時 FIM 20
退院時薬剤情報提供書 54
退院前カンファレンス ·18, 47, 126
体力の回復 26
タウタンパク質 128, 130
多職種協働 37
脱抑制 132
短期入所生活介護（ショートステイ）
　..181
短期目標 23
地域生活支援事業 183
地域包括支援センター 177
地域連携室 14
地誌的失見当識 132
注意力の低下 128
超音波膀胱内尿量測定器 96
長期目標 22
調理訓練 85
通所介護（デイサービス）...82, 179
通所リハ（デイケア）.........42, 180
低栄養状態 59
定期カンファレンス............15, 223
適応行動障害 132
できる ADL 17, 44, 111, 117
手すり 47, 150, 154, 156
転倒転落 78, 104, 156, 214
転倒予防パンフレット 105, 113
転倒リスク 104, 124, 153
トイレ誘導 96
動作確認 149
動作練習 45, 148
当事者団体 35
特定疾病 177
特別養護老人ホーム（介護老人保健施
　設）.......................................181
とろみ.......................................710

な行

ナースコール......................78, 105,
内服自己管理フローシート........136

日常生活自立支援事業（あんしんサ
　ポート）..............................186
日常生活動作（ADL）
　.............................11, 41, 53, 77
日常生活用具給付 190
入院時カンファレンス 19, 42
入院時食事療養費 176
入院前の生活......................10, 42
入院料 10
入浴 117
尿器 98
尿道留置カテーテル 95
尿バッグ 98
任意継続被保険者制度 189
認知期（先行期）.........................67
認知機能 127
認知機能の変動 129
認知症対応型共同生活介護（グループ
　ホーム）..............................181
脳卒中 128
能動的音楽療法 62

は行

パーキンソン病様症状 129
配色サービス 82
排泄 87
排泄介助 90
排泄機能 87
排泄チェック表 94, 96
排泄動作.............................90, 155
排尿自立指導に関する診療計画書 91
排尿のメカニズム 87
排尿リハ・ケアチーム 91
排便コントロール.............95, 98
排便のメカニズム 87
配薬ケース 138
廃用症候群 158
バスグリップ 123
パッド.............................97, 154
バルーン療法 84
ヒートショック 155

必要栄養量 59
一口量 74
病識 78
被用者保険 175, 189
頻尿 94
フィジカルアセスメント 36
福祉事務所 184
福祉用具 98, 148, 190
服薬アドヒアランス 52
服薬管理能力 53
服薬指導 26, 52, 134
ブリストル便スケール 88
ベッドサイド評価 15
ベッド柵 78
ヘルパー 179
便性状 88
訪問栄養指導 166
訪問介護サービス 82
訪問看護 76, 164
訪問看護事業所から理学療法士などに
　よる訪問 165
訪問看護指示書 164
訪問歯科 55, 164
訪問診療 164
訪問診療医 76
訪問薬剤師 166
訪問リハ 42, 165, 179
ポータブルトイレ 98, 157
ホームドクター 76
歩行動作チェックシート 111
歩行補助具 97, 190
補助具 115, 149
補装具 183
ポリファーマシー 53

ま行

ミールラウンド 59
ミトン 79
目標設定 19, 26, 111

や行

夜間頻尿 94

薬剤管理 138
薬剤師 52
薬包の開封 138
有料老人ホーム 182
ユニバーサルデザインフード 71
養護老人ホーム 182
洋式トイレ 155
抑制 79, 224

浴槽内台 123

ら行

ラ・ポール形成 49
理学療法士 41
立位動作 102
リハスケジュール 27
リハに影響を与える薬剤 53
リハの進行 26

療育手帳 183
レビー小体型認知症 128
老人保健施設（介護老人保健施設）
...................................181

わ行

和式トイレ 155

読者の皆さまへ

●増刊のご感想・ご提案をお待ちしています

　このたびは本増刊をご購読いただき、誠にありがとうございました。

　編集室では、今後いっそう皆様のお役に立てる増刊の刊行を目指してまいります。本書に関するご感想やご提案等がございましたら、ぜひ編集室までお寄せください。

●リハビリナースへのご投稿など

　リハビリナースでは、常時皆様からのご投稿やご質問、ご感想などをお待ちしております。詳しくはリハビリナースをご覧ください。

●ご送付先

〒532-8588　大阪市淀川区宮原 3-4-30 ニッセイ新大阪ビル 16F
株式会社メディカ出版　リハビリナース編集室
E-mail：rehabns@medica.co.jp　　FAX：06-6398-5068

リハビリナース　2024 年秋季増刊（通巻 117 号）

ゴールから逆算

回復期リハ看護師が退院支援で知ること・すること 25

2024 年 10 月 1 日 発行	編　著　　古椎久美
	発 行 人　　長谷川 翔
	編集担当　　福井悠也・山田美登里・詫間大悟・上田真之
	編集協力　　有限会社メディファーム・一居久美子
	発 行 所　　株式会社メディカ出版
	〒532-8588　大阪市淀川区宮原 3-4-30
	ニッセイ新大阪ビル 16F
	編　集　　　　　TEL　06-6398-5048
	お客様センター　TEL　0120-276-115
	広告窓口／総広告代理店 株式会社メディカ・アド
	TEL　03-5776-1853
	e-mail　rehabns@medica.co.jp
	URL　https://www.medica.co.jp
	デザイン　　Kaji Design Works
	組　版　　　株式会社明昌堂
定価（本体 4,200 円＋税）	印刷製本　　株式会社シナノ パブリッシング プレス

・無断転載を禁ず。
・乱丁・落丁がありましたら、お取り替えいたします。
・本誌に掲載する著作物の複製権・翻訳権・翻案権・上映権・譲渡権・公衆送信権（送信可能化権を含む）は株式会社メディカ出版が保有します。
・**JCOPY**〈(社)出版者著作権管理機構 委託出版物〉
　本書の無断複写は著作権法上での例外を除き禁じられています。複写される場合は、そのつど事前に、(社)出版者著作権管理機構（電話 03-5244-5088、FAX 03-5244-5089、e-mail：info@jcopy.or.jp）の許諾を得てください。

Printed and bound in Japan　　ISBN978-4-8404-8399-5